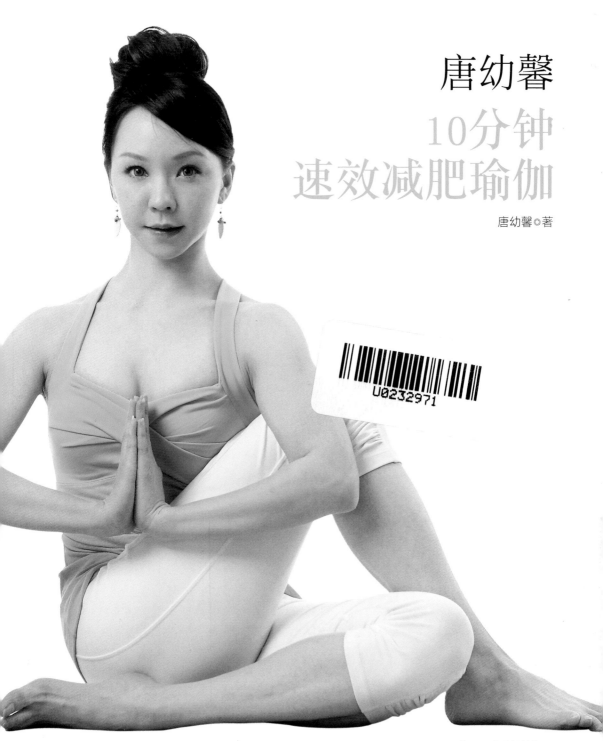

唐幼馨

10分钟
速效减肥瑜伽

唐幼馨◎著

山西出版传媒集团

山西科学技术出版社

图书在版编目(CIP)数据

唐幼馨10分钟速效减肥瑜伽/唐幼馨著. —太原：
山西科学技术出版社，2013.7

ISBN 978-7-5377-4450-8

Ⅰ.①唐… Ⅱ.①唐… Ⅲ.①瑜伽-减肥-基本知识
Ⅳ.① R247.4

中国版本图书馆 CIP 数据核字（2013）第 093526 号

唐幼馨10分钟速效减肥瑜伽

作　　者	唐幼馨			

出版策划	张金柱	**责任编辑**	张东黎
助理编辑	徐俊杰	**文图编辑**	冷寒风
美术编辑	王道琴		

出　　版　山西出版传媒集团·山西科学技术出版社
　　　　　（太原市建设南路21号　邮编：030012）
发　　行　山西出版传媒集团·山西科学技术出版社
　　　　　（电话：0351－4922121）
印　　刷　北京艺堂印刷有限公司　印刷

开　　本　710毫米×1000毫米　1/16　印张：12
字　　数　280千字
版　　次　2013年7月第1版
印　　次　2013年7月第1次印刷

书　　号　ISBN 978-7-5377-4450-8
定　　价　39.90元

如发现印、装质量问题，影响阅读，请与发行部联系调换。

让健康与美丽互相传递

　　我从四岁开始习舞，芭蕾、民族舞、现代舞混合着练习，直到高中我发现膝盖、脚踝、腰、肩膀……开始酸痛，我亲身感受到痛苦，从此每天的生活就是去看中医，针灸、热敷、包扎或是通过西医电疗、水疗、超音波复健。其实我最大的心愿就是能在舞台上发光发亮，但身体的伤却让我无法达成从小的心愿。大学舞蹈系毕业后，我虽然经历过许多国内外的表演与教学，但身体隐隐的痛总让我感到不安。

　　因此，大学毕业后我毅然决然地去美国攻读运动管理专业，唯一的希望就是藉由专业的运动观念来疗治好自己的伤。爱舞如痴，在国外我还是跨系参加了舞蹈班的课程，也同她们去纽约进修。我发现国外的舞者都有肢体修护的课程，包括运用瑜伽、彼拉提斯、费登奎斯等学习如何运用正确的方式达到肢体的完美效果却不受到运动伤害。

　　回国前我完成了硕士论文《彼拉提斯与减肥瘦身的关系》，到台湾的第一份工作就是在医院附设的减重门诊教学。结合瑜伽和彼拉提斯的方法，我发现许多同学不仅改变了身材还疗治了多年累积的伤。

　　爱美的女生都不希望成为金刚芭比，这本书的动作只会让我们的线条更修长，加强内在的肌力，而不是练就表面壮硕的肌肉，当然我还是很重视正确的运动力学、解剖学、运动生理学等科学的观念，在安全的前提下要健康、窈窕，从而达到从内而外真正的美丽。

　　欢迎来分享这本简易的10分钟瑜伽，这本书参考瑜伽古老的养生功法并融合了现代运动的科学观念，或许一开始很多动作有点儿困难，但经过认真锻炼，柔软度及身体的能力都会进步，很快你就会感到身心的改变。希望你能持续练习，一生拥有健康美丽的窈窕身材。

　　最后感谢所有的工作人员，他们很有责任感，让我深深感觉到他们的认真，希望未来我们能有更多的交流，让健康与美丽互相传递。

感恩～namaste～

唐幼馨

CONTENTS

Quick

Weight loss

Yoga

古印度的神奇瘦身法，
10分钟练就好身材

Part 1

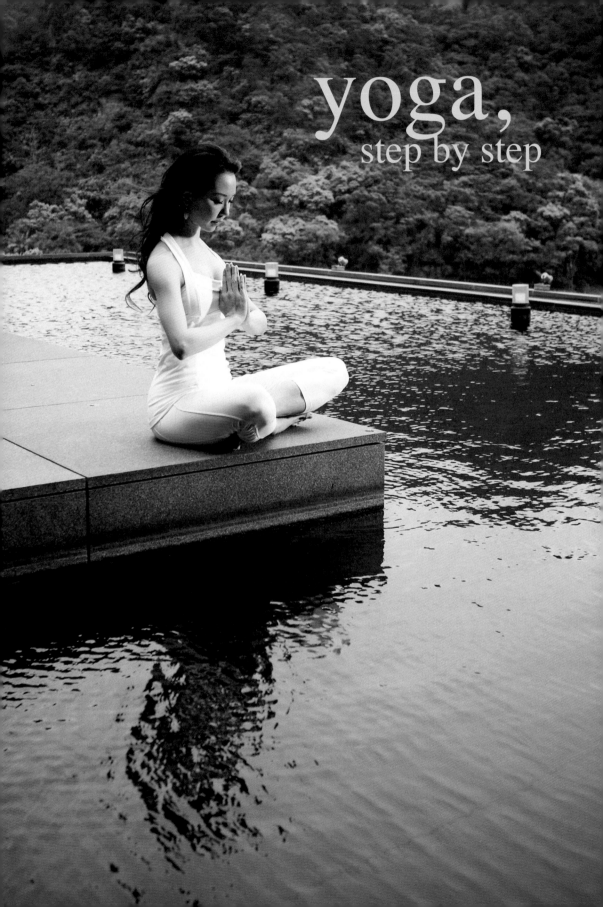

yoga,
step by step

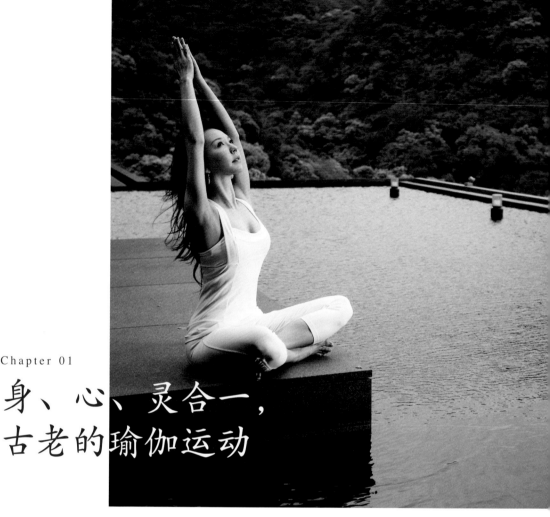

Chapter 01

身、心、灵合一，
古老的瑜伽运动

瑜伽是一种发源于印度北部喜马拉雅山麓的古老运动，而瑜伽
（yoga）一词，则来源于梵语，有"一致""结合""和谐"
之意。瑜伽崇尚"天人合一"的养生理念，能很好地调节人的
生理、心理与精神，从而让人达到身心和谐统一的境界。如
今，瑜伽作为一种独特有效的健身方式正风靡全球。

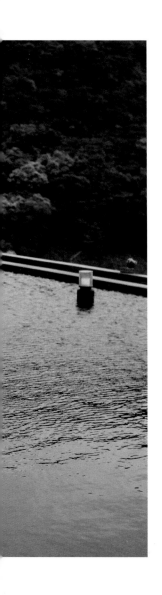

揭开古老瑜伽神奇的瘦身密码

瑜伽是一种最自然的瘦身法，它的瘦身效果非常持久，你完全不用担心会反弹。只要坚持练习，傲人的身材就能与你常相伴。瑜伽会从以下三个方面来塑造我们的身材。

消耗热量

瑜伽的动作虽然很平缓，但消耗的热量却很大。依照每个体位的练习强度不同，每10分钟的瑜伽练习约能消耗70卡的热量，这相当于两块威化饼干的热量。每周坚持进行2～3次的瑜伽练习，每次练习30分钟左右，你体内多余的热量就会被消耗掉，脂肪自然就不会堆积。此外，瑜伽还能帮助拉伸肌肉线条，让你练出修长紧实的好身材。

调节内分泌

瑜伽的体位法、呼吸法和冥想都有调节自律神经的作用，并且能间接调节内分泌系统。此外，瑜伽体式中的各种弯曲、伸展、扭转、挤压等姿势，也能直接按摩和滋养内分泌腺，使人体内分泌系统恢复正常。因此，坚持练习瑜伽的人常常会感觉自己的食欲逐渐减弱，从而控制食量，达到瘦身目的。

引导膳食取向

瑜伽能引导膳食取向。当你坚持练习瑜伽一段时间后，便会发现自己不怎么喜欢脂肪含量高的食品了，转而倾向于蔬菜、水果等绿色食品。你摄取的食物不仅营养丰富，而且热量低，瘦身后也不会反弹。

每天瑜伽 10 分钟，快速减肥很轻松

瑜伽是当下流行的瘦身妙法，它是一种能够作用于身体深处的运动，通过充分按摩内脏器官，使人体系统达到平衡。练习瑜伽一段时间之后，身上的赘肉就会慢慢减少，身体曲线会越变越优美，体形看上去苗条动人。

经常练习瑜伽，能让身体各方面的机能都得到锻炼和提高，同时还可辅助治疗或缓解一些身体不适。瑜伽还有高效燃脂瘦身、美体塑形的功效。瑜伽众多的体式，可有效帮助我们拉伸肌肉、按摩腹内脏器、刺激身体的腺体和淋巴，加快体内血液和淋巴循环，轻松排出毒素，提高体内脂肪代谢速度。

而且，在练习瑜伽体式过程中，我们每一个动作停留时的吐纳，即呼吸，是瑜伽燃脂瘦身的秘诀之一。借由呼吸运动使肋骨扩张刺激内脏，加速热量的消耗。对于容易精神紧张、有点神经过敏或肌肉过于僵硬的人来说，瑜伽的深沉呼吸不但能稳定情绪，避免因情绪不良而引起饮食失调，而且能够调节内分泌，使易胖体质得到有效改善。

此外，瑜伽的冥想可以让心灵得到平静，使人渐渐学会控制自己的思想和行为，消除一些对减肥不利的负面情绪和行为，如心情不好时的暴饮暴食等，从而以轻松平和的心态将燃脂瘦身大计进行到底。

10 minutes 快瘦不反弹，每天瑜伽10分钟就好

瑜伽看上去动作轻缓，但别小看它消耗热量的功效。只要你每天坚持练习瑜伽10分钟，让瑜伽成为你个性的生活方式，随时随地督促你的瘦身行为，就一定能彻底摆脱肥胖的烦恼。

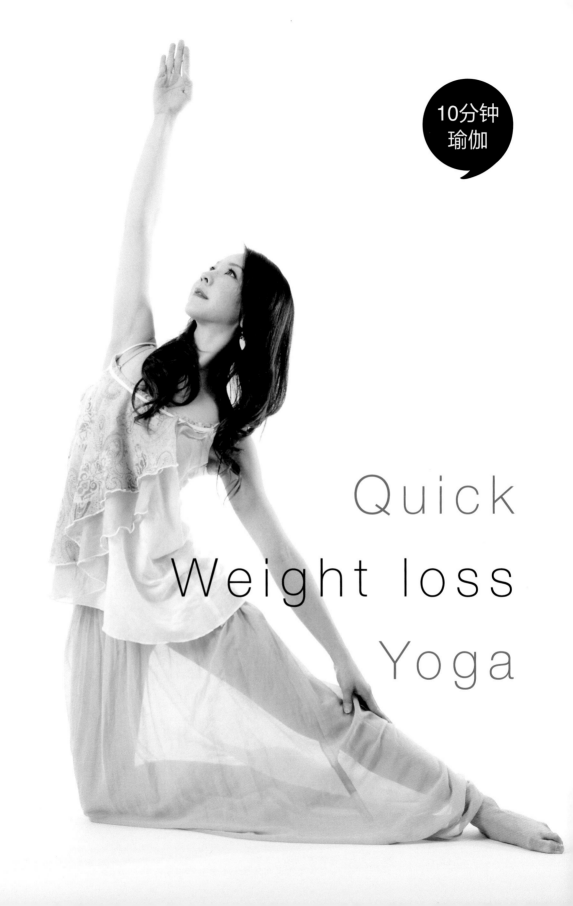

10分钟
瑜伽

Quick
Weight loss
Yoga

很多人选用各种方法减肥，但大多数都以失败告终，究其原因，是没有找到适合自己的瘦身目标。要想做到这点，不妨参看以下公式：（瘦身目标数值可上下浮动5%）

1	理想体重（kg）=［身高（cm）-158］×0.5+52（kg）		
2	理想胸围	身高（cm）×0.53	例：身高160×0.53=84.8（cm）
3	理想腰围	身高（cm）×0.37	例：身高160×0.37=59.2（cm）
4	理想臀围	身高（cm）×0.55	例：身高160×0.55=88（cm）
5	腰臀比（WHR）=腰围/臀围，最理想的数值为0.7以下，若数值高于0.7，则腹部脂肪堆积过多，需要加强瘦身锻炼。		

见缝插针，这样分配10分钟最有效

每天忙碌地工作和生活，或许让我们很难抽出一大段空闲时间去练习瑜伽，但只要善于安排，在不同的时间段挤出10分钟练习瑜伽，同样能够起到燃脂瘦身的作用。

早晨起床后 早晨练习10分钟瑜伽，能够迅速让头脑清醒，使身体得到充分的舒展，并且能提高代谢率，让身体从早上开始就做好瘦身准备，一整天都充满活力和自信。

中午吃饭前 午间10分钟瑜伽，给辛勤工作一上午的身体和大脑一次放松的机会，不仅能够消除疲劳，而且能够给予身体能量，减少摄取食物的欲望。

下班回家后 傍晚时分身体很舒展，适合完成能够燃烧更多热量、消耗更多脂肪的较难体式，让一天的燃脂行动达到高潮。

晚上睡觉前 睡前10分钟瑜伽，有助于睡眠质量的提高。晚饭后至睡前是身体脂肪活动力较为旺盛的时候，睡前运动能够让这些瘦身"敌人"无处藏身。

瑜伽开练关键词：场地、时间、道具、音乐

练习瑜伽时，最好准备一些适合自己的瑜伽道具。它们能够协助你完成难度较大的体位，让动作更加标准，加快瘦身步伐。

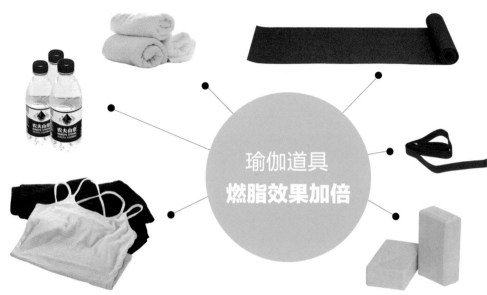

瑜伽道具
燃脂效果加倍

瑜伽垫 Yoga mat

瑜伽垫可以防滑，还能保护膝盖、手和脚，防止我们在练习时受伤。初练瑜伽的人最好选择6毫米厚的垫子。

瑜伽伸展带 Yoga stretching band

瑜伽伸展带，又称瑜伽绳。它可以帮助初学者将动作做到位，还能紧实地扣住身体，让双手空出来做延伸动作。

瑜伽砖 Yoga brick

瑜伽砖是练习瑜伽的辅助用具，可以帮助初学者将动作做到位。比如，当你做站立前屈式时，如果双手够不到地面，可以在地上放块瑜伽砖，先用双手去碰触瑜伽砖，再慢慢去碰触地面。

瑜伽服 Yoga clothes

瑜伽练习时要穿宽松服装，否则影响动作的伸展性。另外，练习瑜伽很容易出汗，要选择吸湿、排汗性好的布料。

干净毛巾 Clean towel

毛巾不但可以用于擦汗以保持身体清洁，还可以在工具不全的情况下，辅助我们练习一些瑜伽动作。

运动水壶 Sport bottle

练瑜伽时最好用运动水壶装满满一壶水放在身边，渴的时候就喝一点儿，但注意不要喝太多，这样既能防止口干舌燥，也能避免运动过程中猛灌水对身体造成伤害。

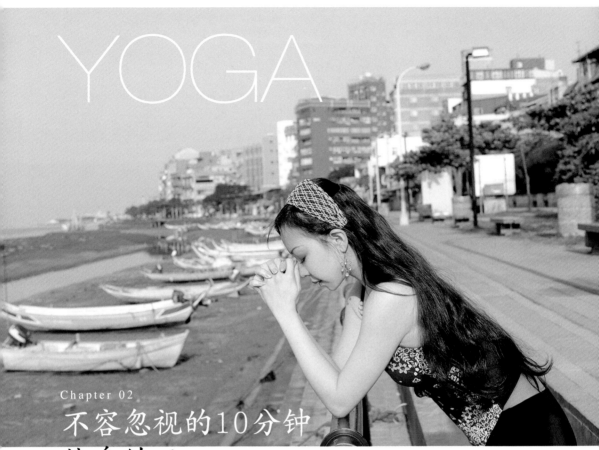

YOGA

Chapter 02
不容忽视的10分钟
热身练习

"
瑜伽呼吸 Yoga breathing
—— 有效燃脂瘦身的关键

呼吸带给人们生机和活力。正常呼吸可以维持人体生命，一旦呼吸
出现问题，或使用了错误的呼吸方式，都会让整个身体的循环系统
等受到影响，对健康产生巨大威胁。只有学会正确的呼吸方法，才
能让身体各个器官发挥正常功能，让我们吸取对人体有益的能量，
将有害的物质尽快排出，达到净化身体、排毒瘦身的目的。

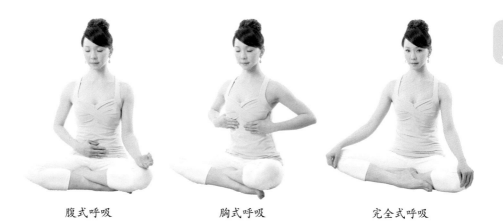

腹式呼吸　　　　　　　　　胸式呼吸　　　　　　　　完全式呼吸

1 腹式呼吸

坐着或仰卧皆可。将左手或右手轻轻地放在肚脐上，吸气时，直接将空气吸入腹部，此时你会发现手被腹部鼓起。吸气越深，腹部升起得越高，横膈膜相应地下降。呼气时，腹部将会朝着脊柱的方向收，用收缩的力量将空气从肺部呼出去。

2 胸式呼吸

仰卧或伸直腰背坐着，深深地吸气，不要让腹部扩张，而是将空气直接吸入胸腔。这时你的肋骨向外和向上扩张，而腹部却保持平坦。呼气时，肋骨向下并向内收。

3 完全呼吸

这种呼吸方式是将腹式和胸式呼吸法结合起来。先让腹部最大程度地扩张，肩膀微微上抬，然后再扩张到胸部。呼气时，先放松肩膀和胸部，然后放松腹部，并且收缩腹部的肌肉，尽可能地将所有的废气排出体外。

瑜伽冥想 Yoga meditation
—— 超速驶入瘦身新境界

瑜伽冥想是练习瑜伽的基础，进入冥想状态后，大脑和其他重要的身体器官都会进入休息状态，就好像开始冬眠了一样。这种"人工冬眠"下的身体会停止依赖碳水化合物，而改以大量燃烧脂肪来产生热量，从生理和心理上对肥胖实施内外夹击，驶入瘦身新境界。

1 图景冥想

通过在脑海中编织和描绘一些让人精神愉悦、轻松的画面，让人产生宁静平和的感觉。想象一下站在辽阔的海边，浪花轻轻地拍打着海岸，湿湿的海风迎面吹来，抚摸着你的脸庞，将头发吹起。空气漂浮着大海咸咸的气味，海天相接的地方一片湛蓝，远远传来海鸥欢快的叫声。自己也好像成为大海的一部分，心胸变得无比宽广与平和。

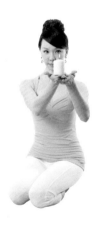

2 烛光冥想

练习时可以采取简易坐姿，在身体前方桌面上放一支点燃的蜡烛，蜡烛与眉齐高。眼睛盯住火焰的中心，尽量不要眨眼；等到眼睛感觉有点酸胀，眼泪快要夺眶而出时闭上眼睛。反复睁眼闭眼练习几次，最后将双手揉搓发热后扣在眼睛上，回想烛光的影像。

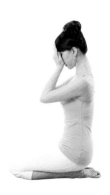

3 语音冥想

语音冥想是一种最直接、最简单的冥想方式。练习者可选取一个舒服的坐姿，深深地吸气，缓缓地呼出，并在心里默默自言自语："我现在正在做的是呼气（吸气）。"然后用深沉的、可以听见的声音轻轻地唱诵"OM"的音，想象"O"音从腹部发出，经由胸部到达口腔转为"M"结束的过程。感觉身体的每个毛孔都在吸入"OM"这个音节，直至完全进入身心，带来安宁和祥和。

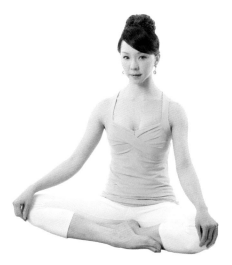
瑜伽坐姿 Yoga sitting
——稳定身心，打好瘦身基石

坐姿，是开始练习瑜伽的关键，许多瑜伽体式都是由坐姿演变而来的。坐姿不仅能帮助练习者更快地进入瑜伽状态，而且能够让心绪平静下来，保持身体的稳定，减少肢体的僵硬感，增强柔韧性，将瑜伽动作完成得更加标准与有效。

瑜伽的每一个坐姿都要求将腰背挺直，即所谓的"挺如箭，稳如山"，这样有助于疏通经脉，更快地实现心情的宁静。要注意的是，有坐骨神经痛、骶骨损伤，或膝关节有损伤错位的人，最好在咨询医生意见后再开始练习。

1
瑜伽坐姿 简易坐

🍃 **美丽功效**

加强髋部、两膝和脚踝的柔韧性，减少运动受伤的可能性；让人产生轻松愉快的感觉，使内心变得平和、宁静。

招式细解

- Step1 挺直腰背，两腿向前伸直，坐在垫面上，双手置于两体侧，眼睛平视前方，缓慢而均匀地呼吸。

- Step2 弯曲左腿，让左脚跟靠近会阴处；再弯曲右腿，将右小腿放在左小腿外侧。

✳ **保持时间：5~10分钟**

瘦美小贴

◇如果可以的话，尽量让脚心朝上，这样可更好地拉伸腿部肌肉群，体会膝关节的拉伸感。

2 雷电坐

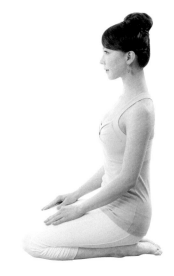

🍃 美丽功效

伸展骨盆和大腿处的肌肉，提高消化系统功能；调节紧张的情绪，放松身心。

招式细解

- Step1 双膝跪地，两小腿和脚背平放在地面上，将两膝靠拢，两只脚的大脚趾交叉在一起，两脚跟朝外。上半身挺直，双手自然垂于体侧。
- Step2 挺直腰背，臀部下落，坐在分开的脚跟内侧，双手放于两大腿上。

✳ **保持时间：5~10分钟**

瘦美小贴

◇ 头部放正，和颈部、腰背部成一条直线；尽量让脚心朝上，感觉腿部的拉伸。

3 吉祥坐

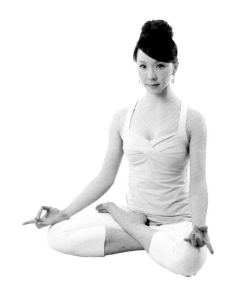

🍃 美丽功效

促进骨盆的血液循环，缓解膝关节的僵硬，有助于腿部血液循环；经常练习此动作还有定心安神的作用，可消除抑郁情绪，让人保持良好的精神状态。

招式细解

- Step1 坐在地面上，挺直腰背，两腿向前伸直，双手置于两体侧，眼睛平视前方，缓慢而均匀地呼吸。
- Step2 弯曲左膝，左脚脚跟抵在右大腿内侧；弯曲右膝，右脚放在左大腿和左小腿肚之间。双手轻轻放在两膝盖处。

✳ **保持时间：5~10分钟**

瘦美小贴

◇ 此动作不适合患坐骨神经痛的人练习，常人练习时若感到疲劳应尽快改变坐姿。

4 全莲花坐

瑜伽坐姿

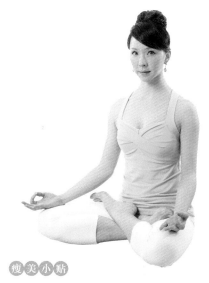

美丽功效

调整体态，使身体坐姿稳固；结实大腿，使双膝和双腿变得更灵活、更柔软。

招式细解

- **Step1** 坐在地面上，挺直腰背，两腿向前伸直，双手置于两体侧，眼睛平视前方，缓慢而均匀地呼吸。

- **Step2** 弯曲右膝，右脚放在左大腿根部，脚跟抵住左小腹，脚心朝上；弯曲左膝，脚跟抵住右小腹。

- **Step3** 调整呼吸，双手呈智慧手印，置于两膝上，眼睛平视前方。

✳ **保持时间：双腿位置上下轮换，5分钟**

瘦美小贴

◇全莲花坐为瑜伽坐姿中最难的一种，如果最开始很难做到，可以先练习简单坐姿，等有一定的瑜伽基础后再练习此动作。在练习结束后要按摩双脚脚踝，避免出现酸痛感。

yoga,
step by step

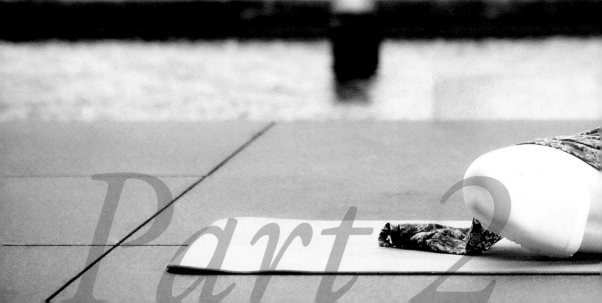

Quick
Weight loss
Yoga

魔力瑜伽，
10分钟跟满身肥肉做了断

Part 2

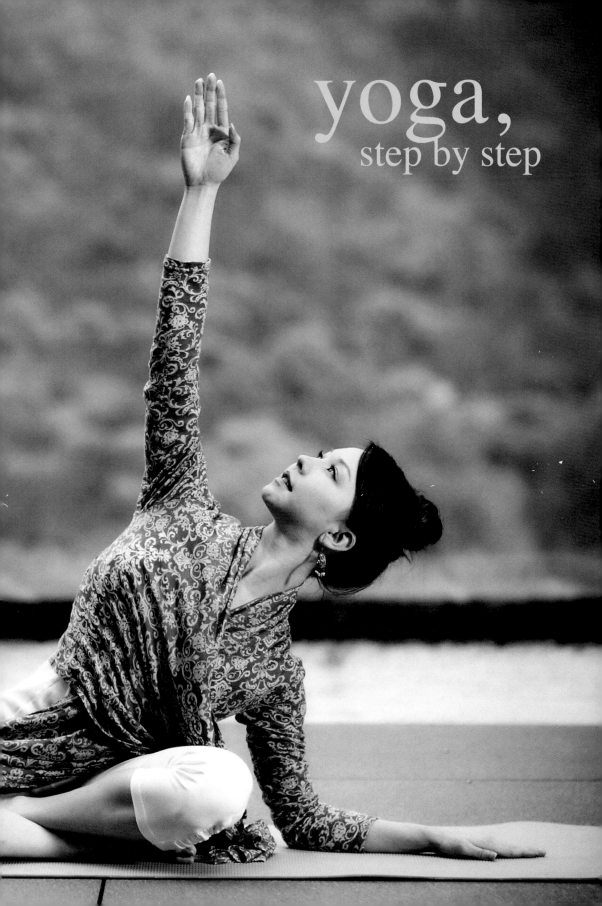

yoga,
step by step

10-minute 大饼脸速变巴掌脸

脸部瑜伽，对脸部肌肉有很好的锻炼效果，它能促进脸部新陈代谢，加速面部的血液循环，使大圆脸、方形脸逐渐变成紧致巴掌脸。此外，它还能有效消除脸部浮肿。

瑜 伽 体 式

狮子式

· 燃脂功效

恢复脸部和颈部的肌肉弹性，减少脸部和眼角的皱纹。

缓解颈椎弯曲和颈椎刺痛，防治喉头疼痛。

How To

● 取坐姿，臀部坐于脚跟上，双手放在大腿上；挺直腰背，眼睛平视前方。

重复次数
3次

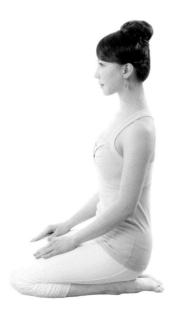

Point！

· 双手、双膝着地时，腰背部尽量挺直，并保持脸部和颈部肌肉处于最紧张的状态。

· 可以将双手手掌的掌根腾空，分开五指，用部分手指撑地，分担一部分身体前倾的重量，锻炼脸部、颈部到手指的肌肉弹性。

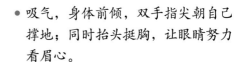

- 吸气，身体前倾，双手指尖朝自己撑地；同时抬头挺胸，让眼睛努力看眉心。
- 张大嘴巴，将舌头伸出，瞪大双眼，嘴里发出类似于狮子吼叫的"啊啊"声。保持10秒。

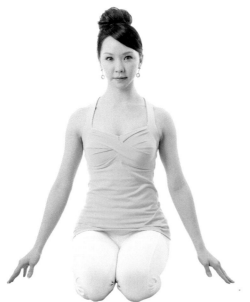

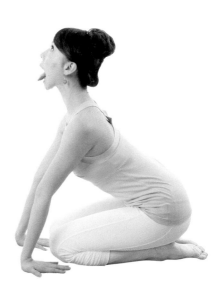

增加难度 ↑↑

∷瑜伽熟练者，可采取莲花坐姿，即左脚放在右大腿根部，脚心朝上；右脚放于左大腿根部，脚心朝上。然后两膝两手着地，重复第3步，将骨盆向下推，喉咙里发出"啊啊"嘶吼声。

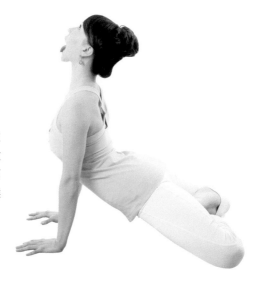

铲斗式

· 燃脂功效

加快脸部血液和淋巴循环，滋养面部肌肤，减少面部脂肪的堆积，美化面部线条。

增加脑部的供氧量，使人头脑清醒，消除疲劳。

How To

- 山式站立，两腿分开比肩略宽。吸气，两臂向上。
- 呼气，松胯屈膝，以髋部为轴点，上半身完全向下放松。
- 腰部带动双臂在两腿之间自然地前后摆动5～8次，就好像铲斗机在掘土一样。

重复次数
3次

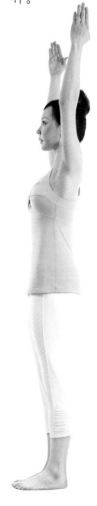
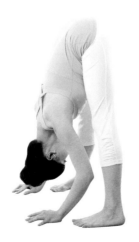
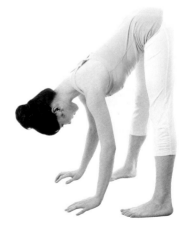

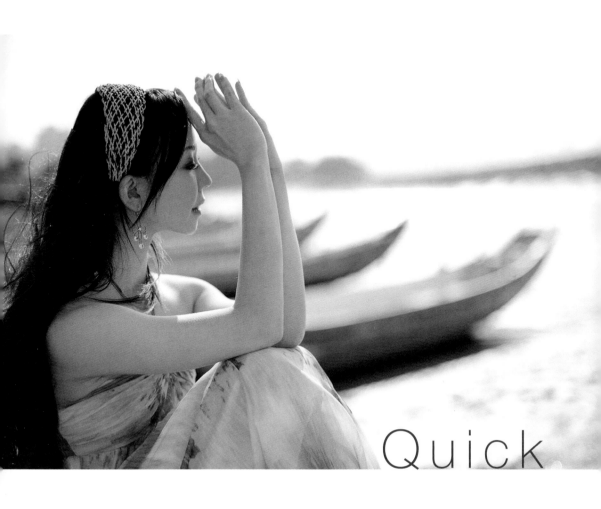

Quick

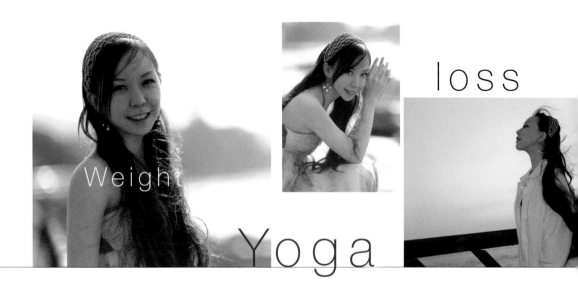

Weight

loss

Yoga

叭喇狗

·燃脂功效

促进脸部血液循环，减少面部毒素，有效缓解浮肿，紧致脸部肌肤。

伸展脊柱，拉伸腿部肌肉，美化腿部线条。

How To

- 双脚分开约两肩宽站定，双手自然垂于体侧，挺直脊柱。
- 吸气，两臂向上伸直。

重复次数
3次

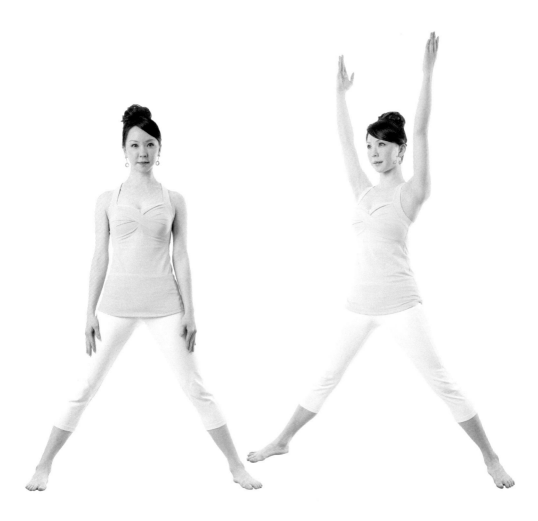

- 呼气，以髋部为轴心，俯身向前，让双手掌心撑地，头部落于两手臂之间的空隙。
- 继续俯身向下，双腿延伸，直到头部顶地为止。保持姿势30秒。
- 呼气，慢慢放下双臂，收回上半身，双脚一点一点向中间收拢，恢复山式站立，按摩双腿并休息。

增加难度↑↑

::如果有瑜伽基础，让双手在背后合十，贴住背部，手指指向头部的方向。保持动作30秒。

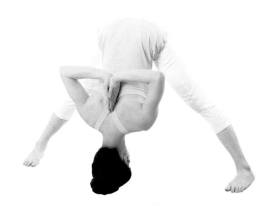

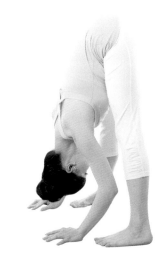

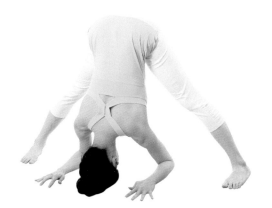

--- Point！ ---

- 上身向前俯冲时，应始终保持双腿延伸，脚后跟紧贴地面，体会腿后方微微被拉伸的感觉。若柔韧性较差，可以微微弯膝盖，感觉坐骨向上即可。

10-minute 小粗脖塑成天鹅颈

颈肩瑜伽能强化颈部、肩部，消除多余脂肪，使颈肩线条变得纤长、美丽，还能增强颈椎、肩关节的灵活性。

瑜 伽 体 式

乌龟式

· 燃脂功效

拉伸颈部，增加颈关节灵活性，美化颈部线条，减少颈纹。

释放颈部压力，防止颈椎病发生，缓解肩颈疼痛。

How To

● 坐姿，弯曲双膝，双腿分开比两肩略宽，双臂放于双腿内侧。手肘约在膝盖内侧处，手掌贴地。

┌─ Point！

· 上身向后仰时，膝盖不要抬起，要一直保持贴地的状态。

· 颈椎或腰椎有严重疾病的人不适合这个体式。

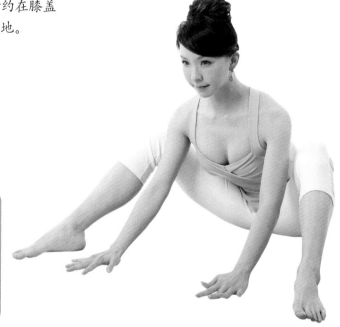

- 上身稍微向前倾，保持均匀的呼吸，双臂从双腿内侧向外伸。将头部伸长，向前向下方伸展。保持姿势15秒。

重复次数
5次

增加难度↑↑

∷将两手指指尖在背部相交，上半身继续向前俯，身体向下，额头贴地，拉伸后颈部位。

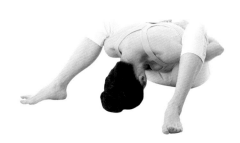

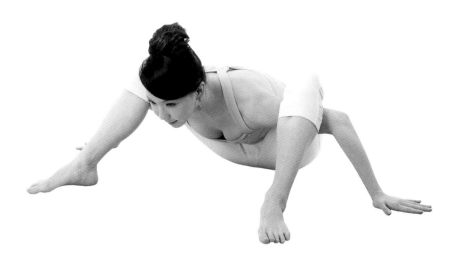

↓降低难度

①俯卧，呼气，让额头偏发髻的部位贴在地面。

②吸气，让下巴贴于地面，伸展到头部前方，但不压迫颈椎。

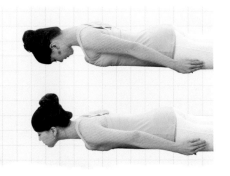

驼鸟式

· **燃脂功效**

促进颈部血液循环，淡化颈部皱纹，美化颈部线条。

增强消化系统的功能，对消除胀气和肠胃不适有较好效果。

How To

- 山式站立，两腿伸直并
  拢，双臂自然贴于身体的
  两侧。

- 两腿微微分开，吸气，双
  手向上伸展。

重复次数
3次

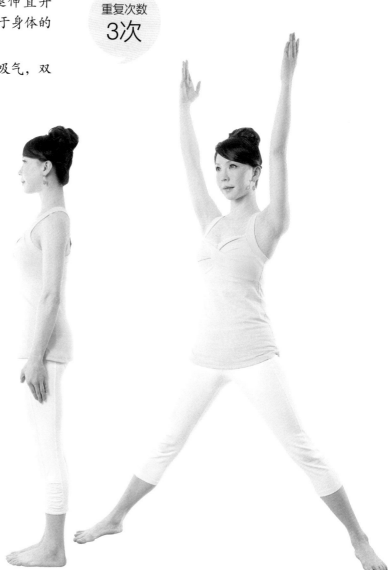

Point !

· 上身向下弯曲时，
头部尽量延伸向前且
向上抬高，体会颈部
被拉长的感觉。

· 颈部受过伤或有严
重颈椎病的人做此动
作时应慎重，切忌扭
动脖子。

- 呼气，上身前屈，用双手的中指勾住双脚的大脚趾。保持腿部伸直，抬高头部，眼睛望向前方。保持姿势30秒。
- 呼气，上身继续向下弯曲，将头放低至两膝部位，均匀呼吸。保持姿势30秒。
- 吸气，逐步回到山式站姿，轻轻抖动双腿休息。

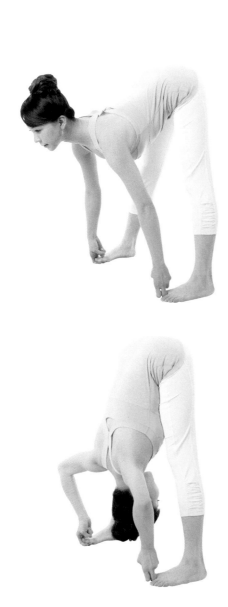

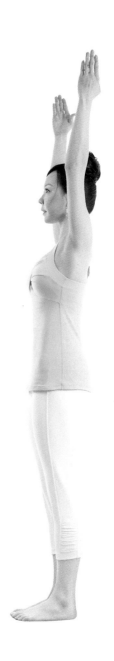

鱼式

·燃脂功效

伸展颈部，消除颈部疲劳，锻炼颈部肌肉群，美化颈部线条，并具有防治颈椎病的效果。

扩展胸部，让呼吸深长而顺畅，纠正不良的背部姿态。

How To

- 采取莲花坐姿，双手自然放于身体的两侧，双眼平视前方。

- 吸气，弯曲手肘撑地，慢慢向后放低上身，使两膝盖平放在地面上。

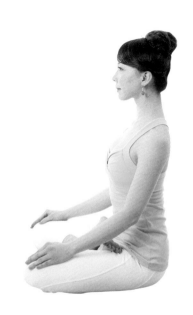

重复次数
3次

Point!

- 上身向后仰时，膝盖不要抬起，要一直保持贴地的状态。
- 颈椎或腰椎有严重疾病的人不适合这个体式。

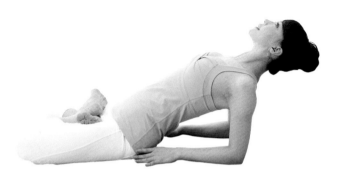

- 呼气，抬高颈部和胸部，使背部拱起，让头顶和臀部撑地。双手抓住大脚趾，增强背部的弯曲程度。均匀呼吸，保持姿势30秒。
- 呼气，后脑勺、颈部、背部依次滑回地面，伸直双腿，放松全身休息。

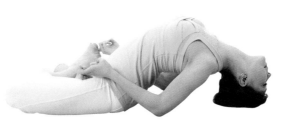

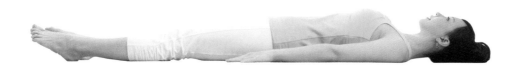

↓降低难度

如果难以做到莲花坐姿，可以将双腿并拢伸直，双手放于身体两侧，掌心贴于双腿两侧，只做上半身的动作即可。

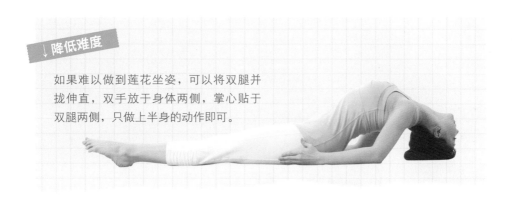

花环式

· 燃脂功效

通过抬头、低头的动作让颈部的肌肉得到拉伸，缓解颈部疲劳。

增强腹部器官的功能，消除便秘和消化不良。

How To

- 挺身直立，双脚分开蹲下，两手放在地面上。
- 吸气，上身微微向前倾，双手经双膝内侧抓住脚踝。

重复次数
3次

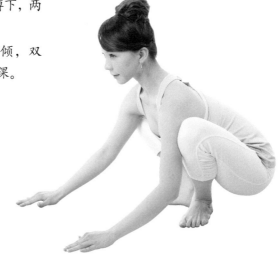

Point !

- 身体的重心放在双脚上，当上身向前倾时，脚跟不能离开垫子。
- 腰腹部尽量靠近双腿，尽可能地挤压、按摩腹部器官。

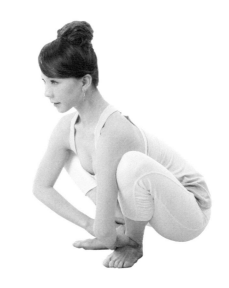

- 呼气，上身继续向前倾，尽量把头垂放在地面上，保持均匀呼吸。保持姿势30秒。

- 吸气，抬头，松开脚踝，放松全身。轻轻地拍打揉捏腿部肌肉，并转动颈部放松。

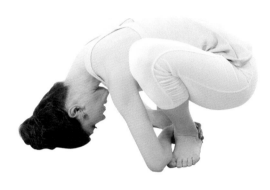

注意 初学者可将双手向前扶于地面。

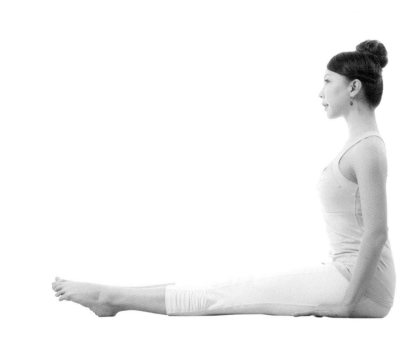

10-minute 性感美背华丽转身

背部容易堆积脂肪，变成"虎背"，背部也最不容易减掉脂肪。瑜伽中许多体式都是针对背部，不仅能缓解背部酸痛，消除背部的赘肉，还能纠正驼背现象，令身姿更优美。

瑜 伽 体 式

摇篮式

· 燃脂功效

增强脊柱的弹性，紧实脊柱周围的肌肉，使背部线条更加优美。强健胸腹部、肩部的肌肉，按摩腹内器官，促进骨盆处的血液循环。

How To

- 俯卧，两腿并拢伸直，双臂自然地垂放在身体的两侧，掌心朝上，额头点地。

- 呼气，弯曲双膝，右手抓住右脚踝，左手抓住左脚踝，深呼吸两次。

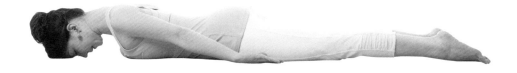

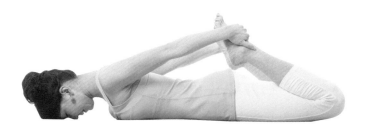

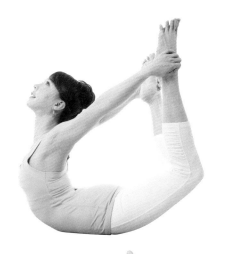

- 将双腿抵抗双手,将身体向外再向上抬起,胸部离开地面,抬头。保持姿势15秒。

- 腹部着地,像钟摆一样前后摇晃3次,双臂保持伸直不弯曲。

- 自然呼吸,伸展双腿和胸部,侧身向右滚动。

- 5秒后,侧身向左滚动。

- 呼气,回到初始姿势,放松休息。

重复次数
3次

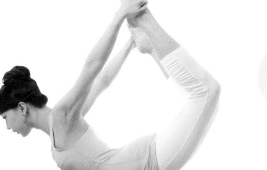

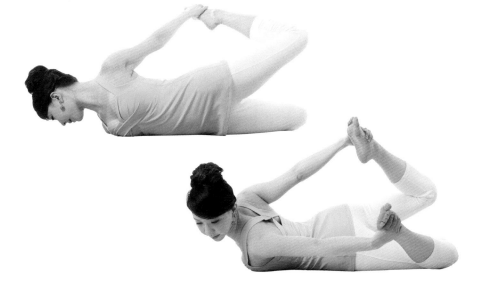

蛇王式

· 燃脂功效

矫正脊柱变形，让下背部的肌肉更有弹性，背部的线条更加纤细。

按摩腹内器官，帮助消化系统恢复正常的功能。

How To

- 俯卧，双腿比肩宽并伸直，手肘支撑于地面，手掌向下，上半身抬起，让肩胛骨向下，使颈部延伸。

- 吸气，伸直手臂，用手掌撑地的力量使上半身离开地面，头部缓缓地向后仰。

- 呼气，弯曲双腿，使小腿肚尽量靠近大腿的后侧。上身继续向后方伸展，掌心撑地，头部向后仰，进阶者可使脚尖靠近头顶。保持姿势20秒。

重复次数
2次

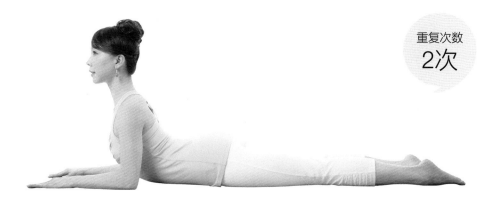

Point !

· 上身离开地面时，要尽量延伸脊椎，不要凹折颈部。双腿应该紧贴地面，并配合深沉的瑜伽呼吸。

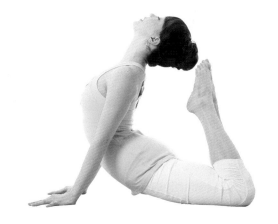

Quick

loss

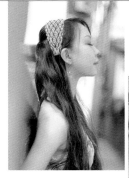

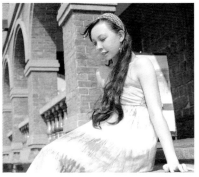

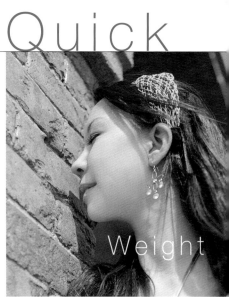

Weight

Yoga

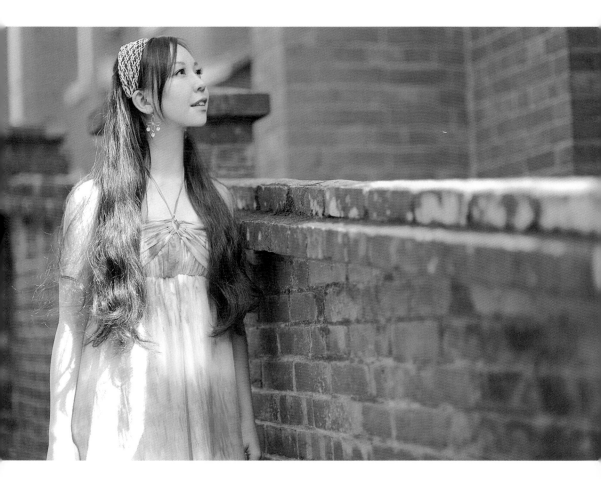

展背式

· 燃脂功效
促进背部血液循环，燃烧背部脂肪，有效地消除背部疲劳。
使背部的神经得到舒展，紧实背部肌肉，减少背部酸痛。

How To

● 取跪姿，臀部放在两脚的脚后跟上，十指在背后交叉，手臂伸直。

● 吸气，头部向上仰，尽量让双手碰触地面。保持姿势5秒。

重复次数
3次

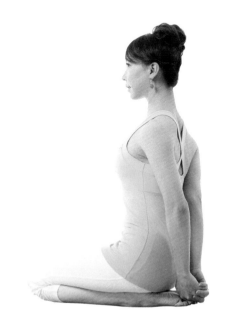

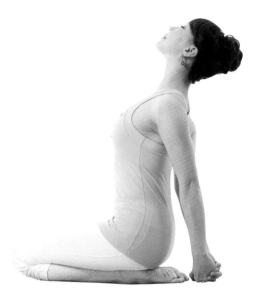

- 呼气，俯身向前，使额头碰触地面，手臂呈反转状态向上伸直，与地面垂直。保持姿势5秒。

- 吸气，放下手臂，慢慢直起上半身，回到跪姿，均匀呼吸，休息。

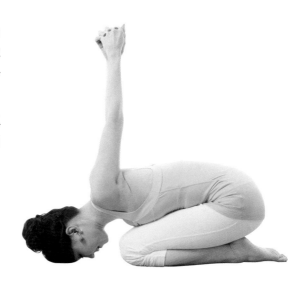

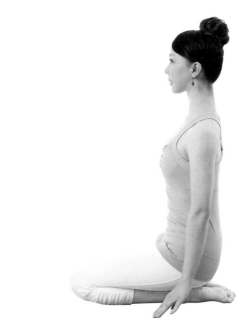

Point !

· 若肩膀不舒服，可平躺来放松。

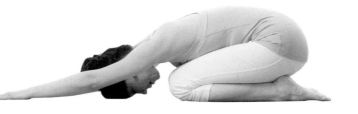

摇摆式

· 燃脂功效

促进全身的血液循环，放松背部的肌肉，使脊柱得到伸展。帮助排出腹部的废气，按摩和强健髋部和臀部，并消除腰背疲劳。

How To

- 仰卧，两腿伸直并拢，双臂自然地放在身体的两侧，掌心朝上，保持均匀呼吸。

- 吸气，弯曲双腿，双手十指交叉，抱住大腿后侧靠近膝盖内侧的位置，大腿尽量地靠近胸部。

重复次数
5次

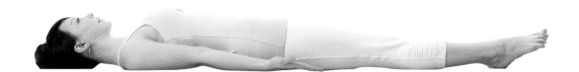

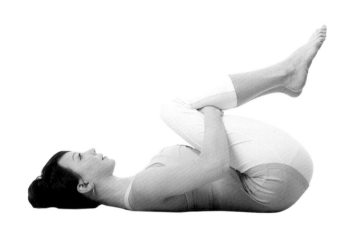

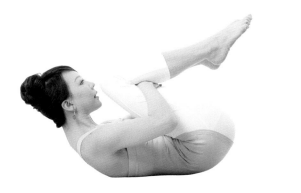

- 呼气，抬头，往上挺背，将身体向前俯，背部离开地面，仅背部着地。

- 运用摆荡的力量，吸气下、呼气上，使身体前后摇摆，像跷跷板一样。摇摆几次后，随着惯性慢慢地停止，坐于地上，放松全身。

- 自然呼吸，再让身体左右摇摆。

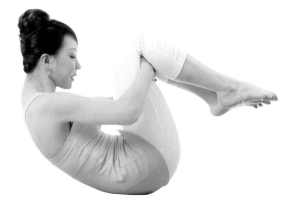

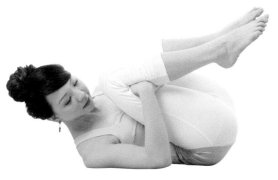

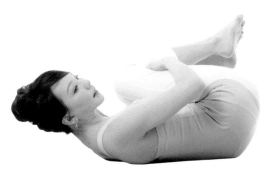

> Point！
>
> • 前后摇摆时，不要太用劲，以免动作幅度过大，伤及头部。可以根据自己的实际情况来决定摇摆的次数，如果感到不适时就应该停下来，放松全身。

10-minute 把蝴蝶袖甩啦甩啦

瘦臂瑜伽的重点是通过拉伸手臂两侧的肌肉消除多余的脂肪，避免手臂肌肉松弛，恢复纤细紧致的双臂。此外，练习瑜伽还能增强腕关节的灵活性，避免鼠标手。

瑜　伽　体　式

鹭变化式

· 燃脂功效

消除上臂的赘肉，紧实优美手臂线条。

How To

● 跪坐，臀部坐于脚后跟上，双手自然地放于大腿之上。

重复次数

2次

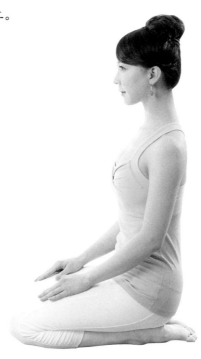

Point！

· 两手臂交叉合十后，在感到手臂有紧实感的基础上，尽量向后伸展。

· 此体式还可以坐在椅子或沙发上进行习练。

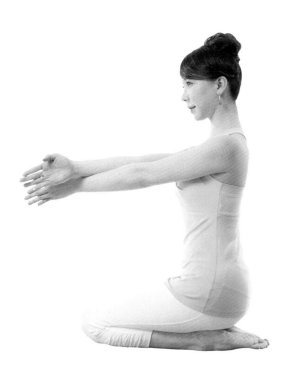

- 两手臂交叉，右手臂在上，左手臂在下，手肘关节重叠相交。
- 吸气，弯曲手肘，将双手交握。如果可以则将掌心相对。
- 双臂向上伸展，同时头向上延伸，保持动作30秒，慢慢将头部还原，双臂放下。深呼吸，抖动双臂，放松休息。

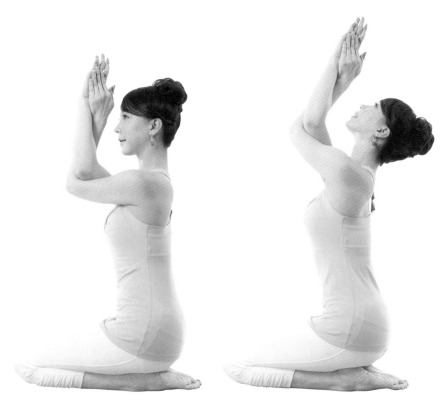

固肩式

· 燃脂功效

使手臂的韧带得到伸展，强化手臂肌肉，打造纤细双臂。
扩张胸部肌肉，肩部和后背的肌肉也得到伸展，使身姿更加
优美。

How To

- 跪坐，挺直腰背，双手自然地放于身体两侧，均匀呼吸。

- 双手十指交叉，向后扣住后脑勺，手臂向后伸展，胸部向前挺出。保持姿势10秒。

- 右手向左侧微微用力拉动左手，使左手伸展。保持姿势15秒。

- 相同的方法拉动右手，使右手臂伸展。保持姿势15秒，松开双手。

重复次数
5次

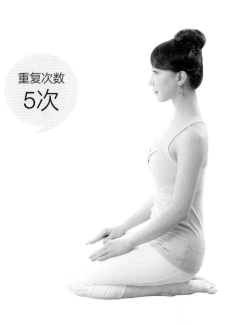

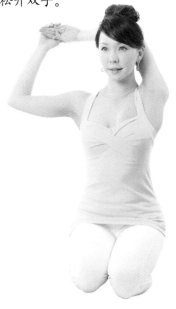

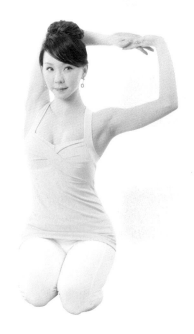

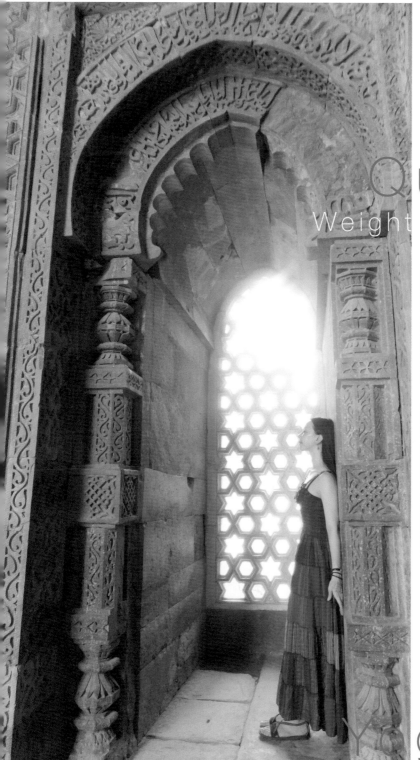

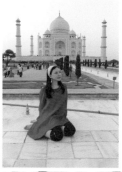

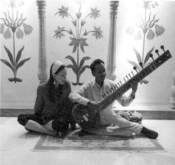

Quick

Weight

loss

Yoga

手臂
回旋式

·燃脂功效

充分伸展手臂，加强对手臂肌肉的锻炼，使其更加紧实，美化手臂线条。

增加腕关节的灵活性，减少运动受伤的可能性。

How To

- 跪坐，臀部坐于双脚脚跟上，挺直腰背，双手自然放于身体的两侧，眼睛平视前方。

- 向前伸直双臂，右手交叉在左手上方，掌心相对，大拇指朝下。

- 双手手掌合十，交握。

重复次数
5次

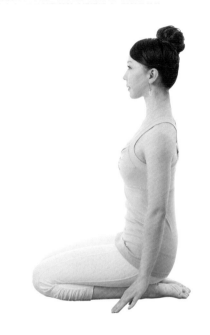

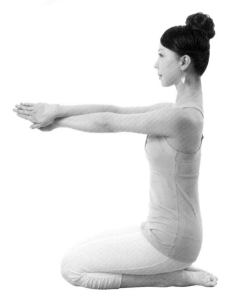

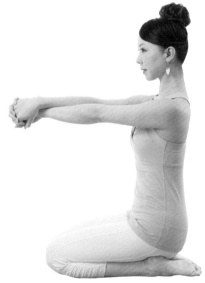

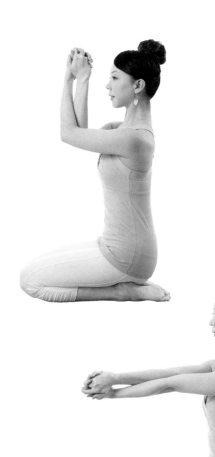

- 吸气，以双肘为轴，双手从下往上，向内翻转360度角；双臂平向伸直，感觉手肘被拉伸。保持姿势10秒。
- 交换双手相握的方向，重复上述动作。

Quick weight loss Yoga

↓降低难度

柔韧度不好的人，在练习双手向内翻转前，可以先做一些手部的热身运动，以免出现拉伤；初学者做到自己的极限即可。

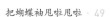

八肢点地式

· **燃脂功效**

伸展手臂，有利于上臂肌肉的拉伸，消除"蝴蝶袖"。
有助于改善月经不调引起的各种疼痛症状。

How To

- 四肢跪姿预备，腹部微收，头顶至尾椎延伸，手掌分散手腕的力量，手肘不可过度伸直。
- 双脚与髋同宽，膝盖位于骨盆的下方，深呼吸1次。
- 双臂弯曲，手肘内收，身体向前倾，收腹，臀部保持向上，让胸口下巴着地。

重复次数
10次

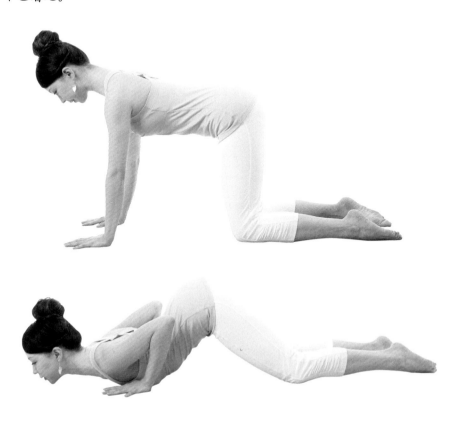

- 掌心推地，身体向前滑行，身体由下往上伸出，头部向上延伸进入蛇式。保持3~5个呼吸的时间。
- 逐步放松臀部落回脚跟，胸腹部靠近大腿，双手伸直贴地，头部位于两臂之间，呈婴儿式休息姿势。
- 若腰部不适，练习人面狮身式即可。

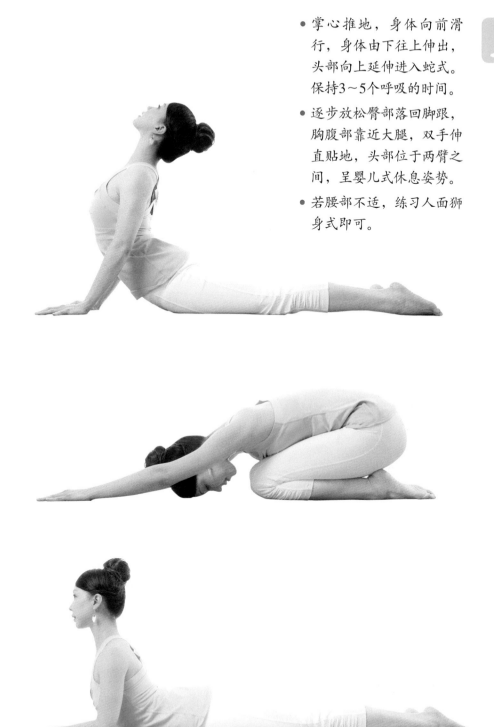

10-minute 平坦小腹梦想成真

上班族由于长期坐着，疏于锻炼，腹部特别容易出现讨厌的"游泳圈"，使身材缺少了曲线美。瑜伽体式中有许多动作能帮助挤压、按摩腹部，燃烧腹部脂肪，恢复平坦小腹。

瑜 伽 体 式

磨豆式

· 燃脂功效

锻炼腰腹部，减少腰部多余的脂肪，紧实侧腰的肌肉。
促进盆骨区域的血液循环，缓解经期不适症状。

How To

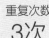

- 坐姿，双腿伸直并拢，挺
  直腰背，双臂放于身体两
  侧，掌心朝下。

重复次数
3次

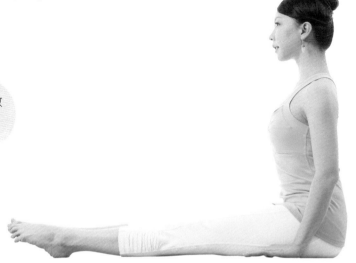

- 吸气，双臂伸直并向前平举，掌心相对，十指交叉紧握，身体略微向前倾。
- 呼气，手臂带动身体以髋部为中心画圈，好像推磨一样。画3~5圈后，回到初始姿势，反方向重复动作。

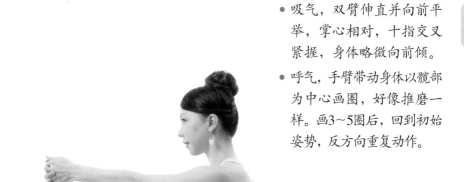

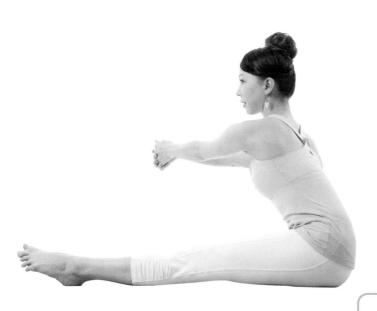

--- Point! ---

- 腰背要保持挺直的状态，腰腹部用力带动上半身运动；注意双腿不要离地且手臂始终保持平直状态。

轮式

· 燃脂功效

胸部和腹部都得到充分的伸展，滋养和增强腹背部肌肉群。

肩部和颈部的肌肉得到放松，增加脊柱的柔韧性。

血液循环加快，使头脑清醒，感觉敏锐。

How To

- 仰卧，打开双腿至与肩同宽，双手放在身体两侧，掌心朝下。
- 弯曲双膝，双手靠近脚踝使双脚靠近臀部。
- 弯曲手肘，双臂翻转使双手放于头部两侧，掌心朝下，指尖指向双脚方向，手肘指向上方。

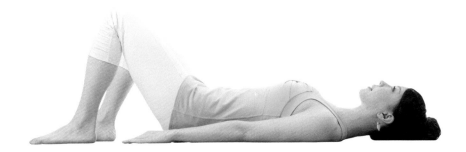

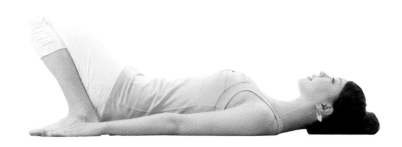

重复次数
2次

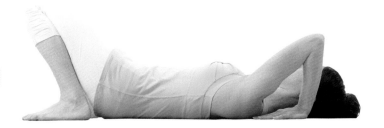

增加难度↑↑

∷熟练的习练者可将双脚跐起，脚尖着地，增加对双腿的拉伸程度。

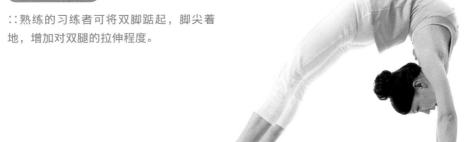

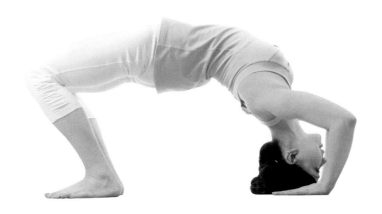

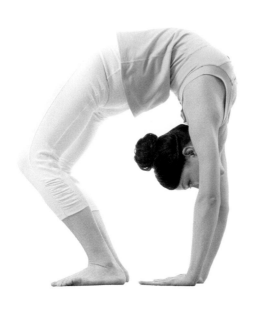

- 吸气，腹部用力，双手将身体撑起，使肩部、腰背部、臀部、双腿离地，头顶在地面上。
- 调整呼吸，双手逐渐伸直，头部离地，身体抬至最高。保持姿势15秒。
- 慢慢将身体各部位放下，按摩腹部肌肉，放松全身，休息。

拱桥式

·燃脂功效

锻炼腰、腹、背部的肌肉，塑造平坦的小腹。
收紧臀部肌肉，美化大腿与臀部的线条。

How To

- 仰卧，两腿伸直并拢，双臂自然地放在身体的两侧，掌心朝上，均匀呼吸。
- 吸气，弯曲双膝，双手向脚跟方向靠近，使颈部拉长，双脚与肩同宽，自然弯曲。
- 呼气，腰背部和臀部慢慢地抬离垫子，至完全翘起。

重复次数
3次

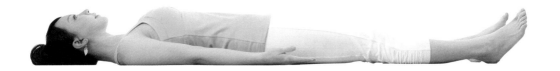

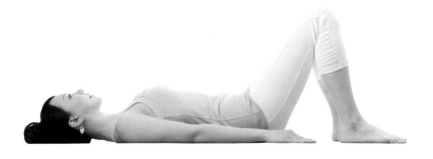

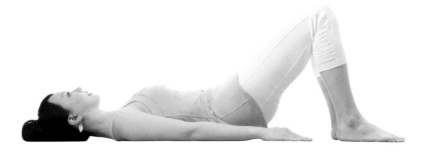

- 胸部慢慢向上挺起，肩膀和头部撑地。
- 保持姿势30秒，慢慢地让腰腹部和臀部回到地面，伸直双腿，深深呼吸，放松全身。

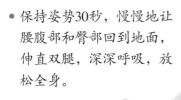
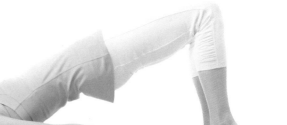

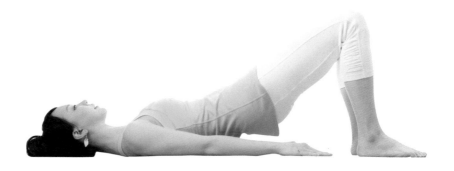

Point！

· 臀部和腰腹部向上抬高时，要夹紧臀部，感到腰部和臀部的肌肉被收紧，才能更好地起到收腹紧臀的效果。

增加难度↑↑

:: 可将单脚向上抬起，但保持骨盆不要向下掉落或倾斜。

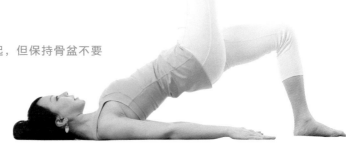

上抬腿式

· **燃脂功效**

增强腰腹部的肌肉，使腹部变得结实健美。

消除肠道中的气体，改善消化不良等问题。

How To

- 仰卧，两腿伸直并拢，脚尖向下压，双臂自然地放在身体的两侧，掌心朝下，均匀地呼吸。

- 呼气，双手抱住膝盖后侧，收到胸前。

重复次数
3次

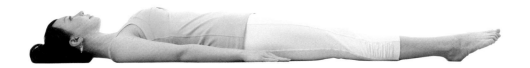

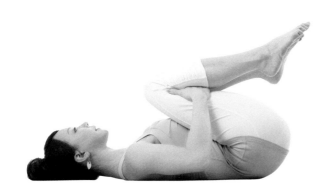

—— Point !——

· 将腿抬高时，要将腹部收紧，下背要紧贴地面。若无法将双脚伸直，可微弯膝盖。

- 吸气，双手撑住地面，抬高双腿至与地面呈90度角。保持20秒。
- 呼气，将脚尖绷直，大腿夹紧，慢慢地向下与地面呈60度角。保持姿势20秒。
- 吸气，将双腿慢慢向下，与地面呈30度角。保持20秒，放松还原。
- 以同样的步骤慢慢地将双腿放下，依次与地面呈45度角、30度角，每个角度保持20秒，直到落回地面。用双手顺时针揉搓腹部，放松全身。

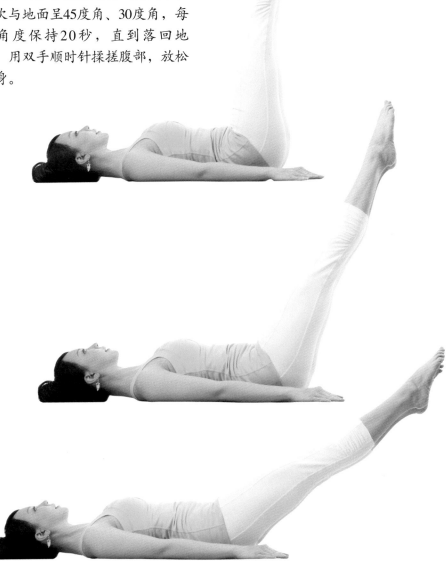

10-minute 水桶腰变成水蛇腰

纤细的腰身是女人柔美和娇媚的象征，可这里也是脂肪最喜欢藏身的位置，特别是髋骨处隐藏的脂肪，容易让腰身失去曲线。要想让腰部变得紧致细滑，就要从腰两侧和后方的脂肪着手，不给脂肪可乘之机。

瑜 伽 体 式

加强
侧伸展式

· 燃脂功效

重点拉伸侧腰的肌肉，消除堆积在髋骨周围的多余脂肪。
伸展脊柱，放松髋关节，加强腹部器官的按摩，补养两腿的肌肉。

How To

● 站立，双脚分开至两肩宽，双手在背后合十，指尖朝上。

重复次数
4次

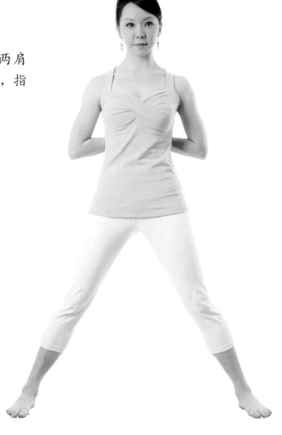

- 吸气，挺直腰背，使脊柱得到伸展；呼气，左脚向左转动90度角，带动身体向左侧转动。

- 深呼吸，呼气时向下弯曲上身，让头部尽量靠近左膝盖，胸部贴近左大腿，手部姿势不动。保持姿势15秒，回到初始姿势，换另一边重复上述动作。

- 初学者可解开双手，运用瑜伽砖辅助支撑即可。

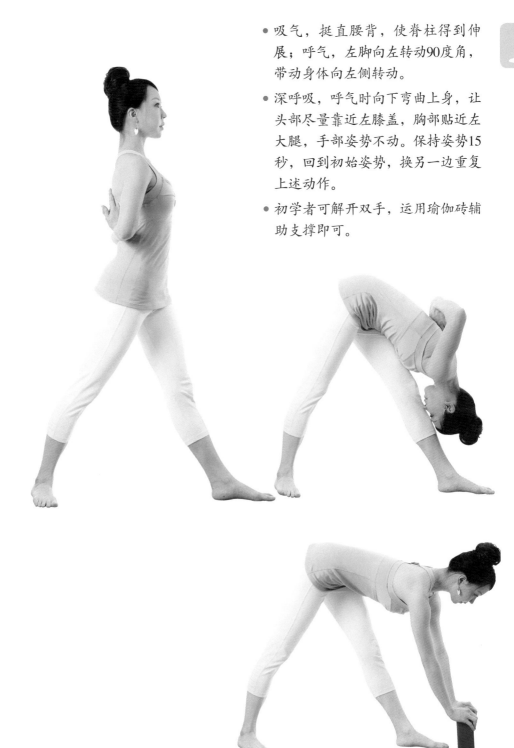

三角扭转式

· **燃脂功效**

拉伸侧腰，让腰部更紧实、线条更优美。

促进下背部血液循环，充分伸展背部肌肉，塑造弧线形腰背。

How To

- 站立，两脚分开至两肩宽，两臂向两侧平举，掌心向下。

- 呼气，右脚尖向右侧打开，左脚尖稍向内收。将上身向右下弯，使右手扶住右脚踝。吸气，左手向上延伸。

重复次数

3次

Point !

- 上身向下俯冲时，应根据自身柔韧度来确定腰部弯曲的幅度，切不可为了追求动作一步到位而过于拉伸。

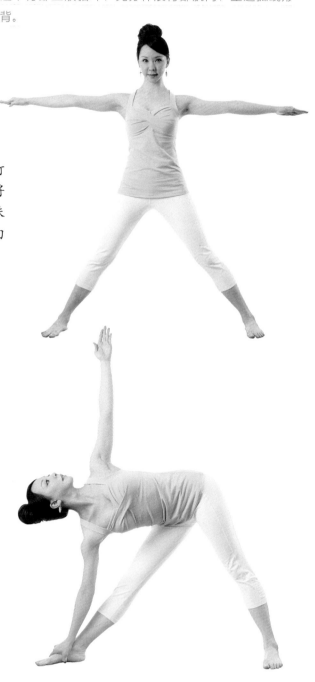

- 呼气，将左手放在右脚内侧，身体向后旋转，右手向上延伸，深呼吸几次，眼睛注视右手指尖的方向。保持姿势30秒。
- 换另一边重复上述动作，回到初始姿势，放松全身。

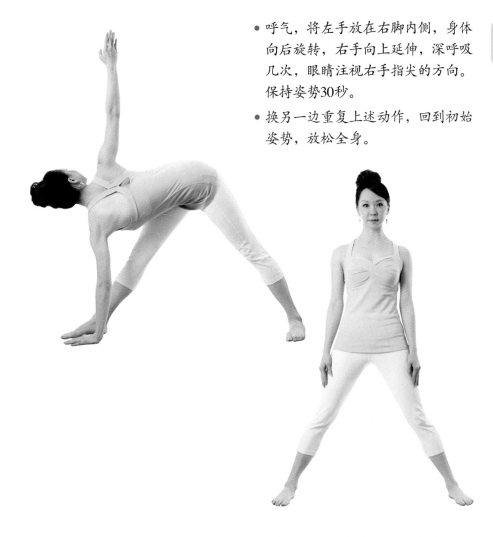

↓降低难度

初学者可运用瑜伽砖辅助以降低难度。

分腿侧弯式

·燃脂功效

消除侧腰的脂肪，对塑造迷人腰身有非常好的效果。

增加身体平衡感，对腹部、胸部、手臂同样有很好的塑形作用。

How To

- 简易坐姿，挺直腰背，双臂放于身体两侧，掌心朝下压在两膝上。

- 右腿向右侧伸直，保持左腿弯曲，使左脚掌贴在右腿的大腿内侧根部。身体面向前方，吸气，左手向上抬起。

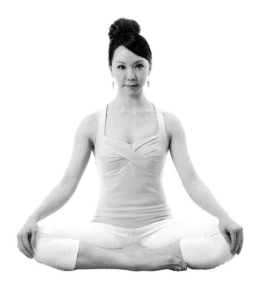

重复次数
3次

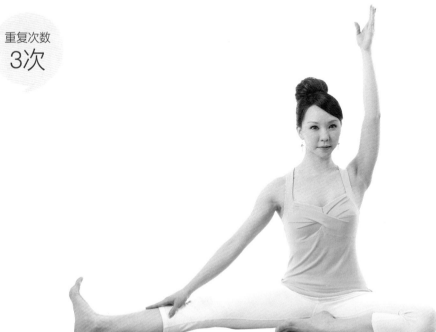

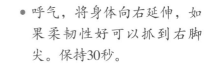
- 呼气，将身体向右延伸，如果柔韧性好可以抓到右脚尖。保持30秒。
- 放松休息。换另一条腿重复上述动作。

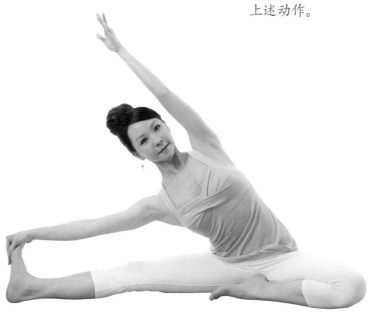

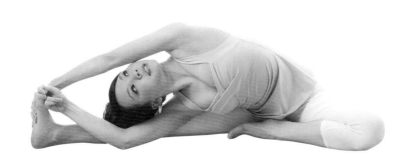

两侧
摇摆式

·燃脂功效

放松髋部、腰腹部和腿部的肌肉，可以减少腰部的赘肉。
刺激腹部，对腹中胀气有较好的改善效果，消除背部酸痛和
久坐后的疲劳感。

How To

- 跪坐，臀部坐于脚后跟
  上，双膝并拢，双手自然
  地放于身体两侧。

- 吸气，双臂向上伸直，十
  指交叉握住，手掌向上翻
  转，臀部慢慢离开脚跟。

重复次数
10次

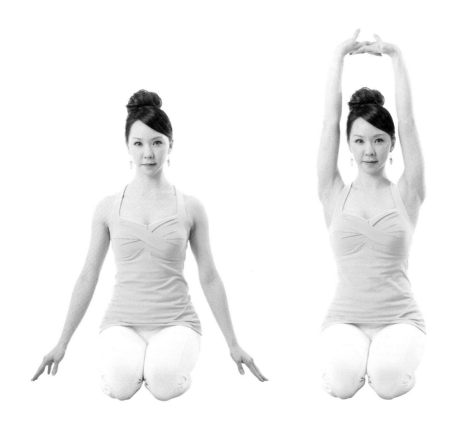

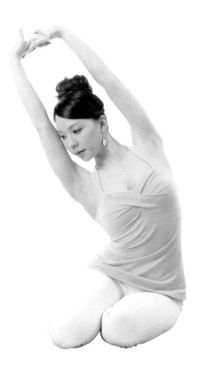

- 呼气，双臂和双脚保持不动，臀部向右侧转动，使臀部外侧靠近地面。
- 吸气，抬起臀部回到中间位置。呼气，臀部向左侧转动。
- 回到初始姿势，放松全身，休息。

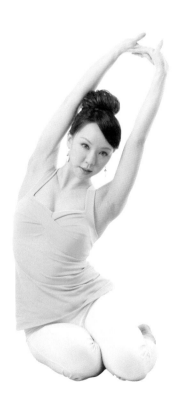

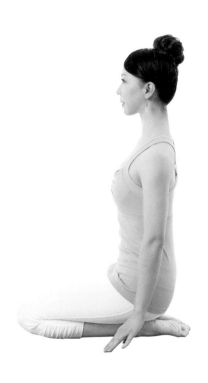

10-minute 电力翘臀"弹"起来

现代的工作方式让人慢慢变成了久坐族，而首当其冲受到危害的就是臀部。失去弹性不说，还会出现下垂、扁平等现象。瑜伽中的一些后抬腿体式能够加强臀部两侧的锻炼，使臀部恢复弹性。

瑜 伽 体 式

虎式

· 燃脂功效

增加臀部的弹性，减少臀部赘肉，使臀部自然上翘。

促进下半身血液循环，同时减少腰部和大腿的脂肪，使下半身线条更匀称。

How To

● 跪立于地面，双腿分开至与髋同宽，身体向前屈，双手撑地，腹部微收，感觉头顶到尾椎延伸。

重复次数
5次

Point！

●伸展腿部时，需收紧臀部的肌肉且将背部挺直，有拉伸感。
●向前屈腿时，要将背拱起，腹部向内收缩。

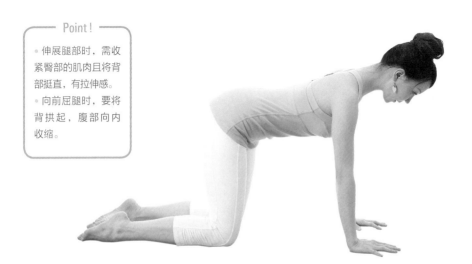

- 吸气，抬头挺胸，眼睛望向前上方，右腿向后上方伸长。保持姿势20秒，均匀呼吸。
- 呼气，收腹，弯曲右膝，使右腿尽量靠近前腹，鼻尖靠近右膝盖，视线看向肚脐。
- 臀部坐回脚后跟，向前屈身，上身贴近大腿，前额触地，双臂伸直放于地面，放松全身。

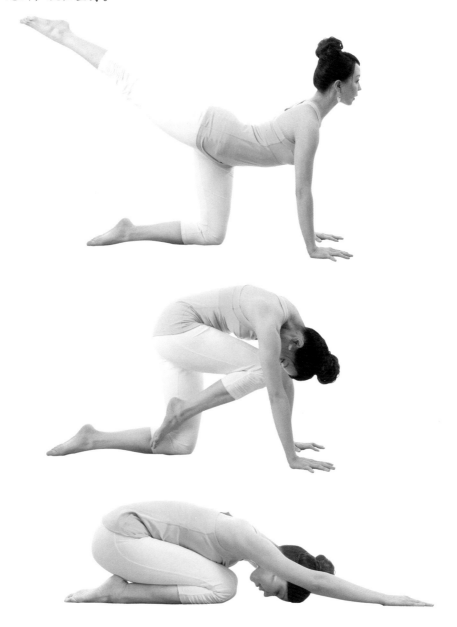

骆驼式

·燃脂功效

收紧臀部下缘，将臀线上提，减少臀部两侧及与大腿连接处的赘肉。

扩张胸部，颈部得到伸展，纠正圆肩驼背的不良体态。

How To

- 跪坐，臀部落于脚跟上，双手自然放于身体两侧，眼睛平视前方。
- 臀部离开脚跟，双膝分开至两拳或一肩宽，双臂弯曲，双手托住髋部。
- 吸气，身体慢慢向后仰。

重复次数
2次

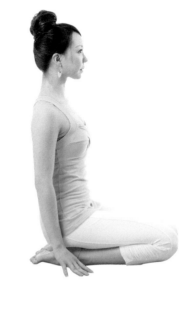

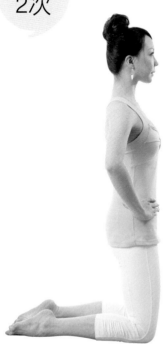

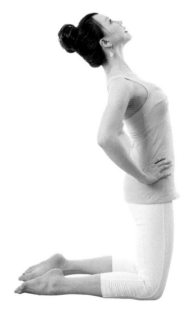

- 呼气，双手握住脚跟，头向上向后仰，头顶延伸。保持30秒。
- 身体慢慢带回，运用孩童式休息。

∷高跪姿预备，呼气时将右手扶于右脚踝，吸气时左手向上伸，视线看向上方。大腿垂直于地面，呼气，将头转向右，头顶延伸，保持左手向上，提升胸部，自然呼吸30秒，将双手扶于脚跟，换另一边练习。

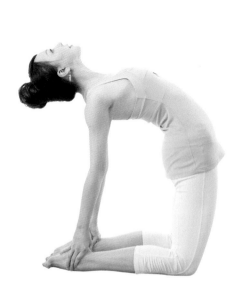
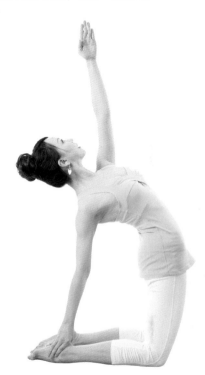

↓降低难度

如果向后屈身时双手难以握住脚跟，可以将两脚立起或放一块瑜伽砖，双手握住即可。

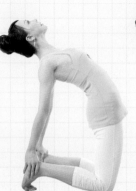
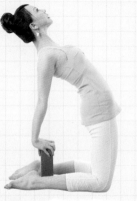

毗湿奴式

·燃脂功效

纠正变形的骨盆，纠正大部分骨盆变形造成的臀部不良姿态，恢复迷人体态。

收紧腰腹部肌肉，塑造腿部线条，美化下半身的曲线。

How To

- 右侧卧，双腿伸直并拢，骨盆与地面垂直，身体保持一条直线。弯曲右臂，上臂和肘部撑地，头枕在右手心，左手放在胸前保持平衡。
- 吸气，慢慢提高左腿，左手食指与中指扣住左脚大脚趾。

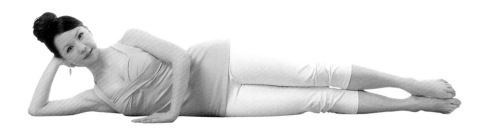

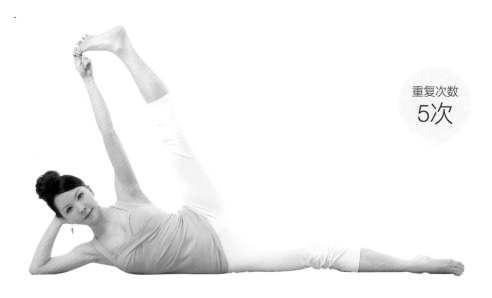

重复次数

5次

● 左腿慢慢伸直并尽量靠近头部，保持右腿延伸拉长固定于地面。保持姿势5～8个呼吸的时间，呼气，慢慢放下左腿，换另一条腿重复上述动作。

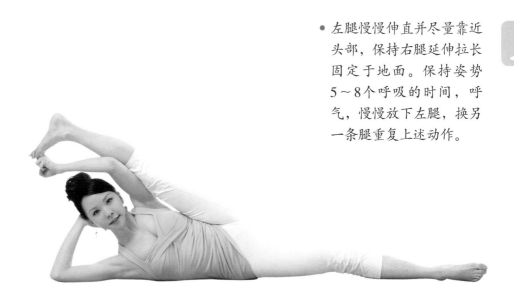

> **Point！**
>
> ● 侧卧时，整个身体成一条直线，不要向后撅臀，也不要向前挺胯；保持肩膀不耸起。腿部抬高时，注意保持身体的平衡，不要向后倒或是向前倾。

↓降低难度

手没办法握住脚时，不妨借助瑜伽伸展带，用瑜伽伸展带圈住脚心，手拉住伸展带即可。

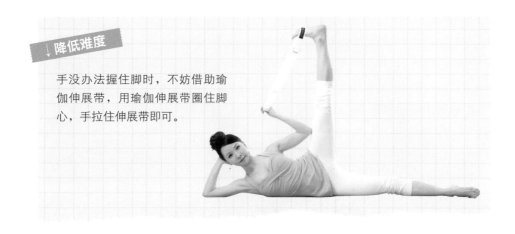

后抬腿式

· 燃脂功效

收紧臀部的肌肉，消除多余的脂肪，塑造紧翘的臀形。
充分拉伸腿部线条，美化下半身线条，打造纤细美腿。

How To

- 俯卧，双腿伸直并拢。
- 双肘弯曲，双手手掌重叠放于头部下方，将额头枕在手背上。

重复次数
3次

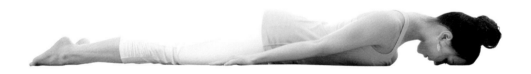

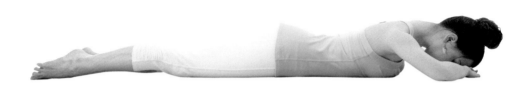

- 夹紧臀部，使腿部肌肉绷紧，慢慢向上抬高右腿，直到能够做到的最高位置。
- 弯曲左膝，左脚掌抵住右腿的膝盖。保持姿势30秒。
- 双腿慢慢地放回地面，换另一条腿重复上述动作，回复放松全身。

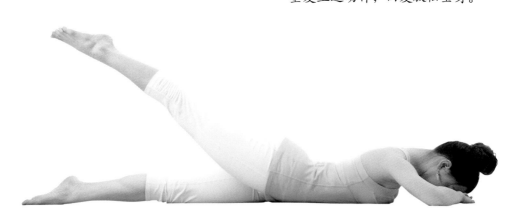

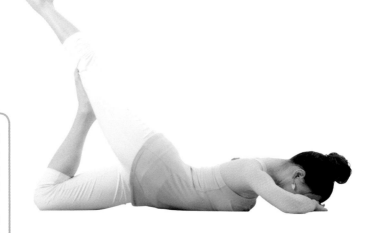

Point！

· 收紧下半身的肌肉后，再将一条腿抬起。保持姿势时，使腰腹部和臀部处于收缩状态。

· 若腰部较紧，可将下方腿靠在小腿前侧，保持上侧臀部和腿部的收缩。

10-minute 笔直纤细美腿秀出来

要练就一双美腿，我们要面对的敌人有大腿堆积的顽固脂肪和血液循环不畅造成的下半身浮肿。要将这些敌人一一消灭，就要让腿部接受更有针对性的锻炼，消浮肿、去赘肉，快速秀出纤细美腿。

瑜 伽 体 式

卧英雄式

· 燃脂功效

拉伸大腿前侧的肌肉，消除大腿的多余脂肪。

减轻腿部疼痛，增强膝盖和脚踝的柔韧性，同时能够伸展腹部器官和骨盆区域。

How To

● 跪坐，双膝并拢，双脚分开，臀部坐于两小腿之间的地面上，双手放在身体两侧，指尖朝前。

重复次数
4次

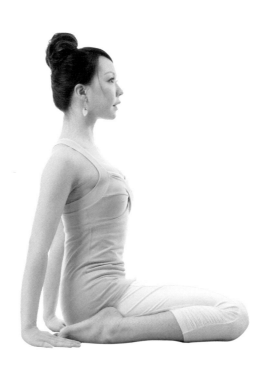

- 深呼吸，呼气时上身慢慢向后仰，双手的手肘撑于地面，将双手手掌分别放在两个脚的脚掌处，靠双肘的力量支撑身体。
- 上身继续向后仰，使后脑勺着地，肩部、腰背部落回地面。保持姿势60秒，回到初始姿势休息，脚背着地。

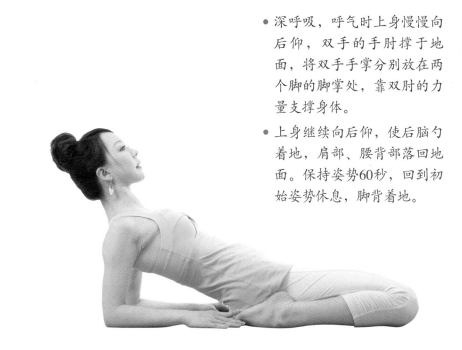

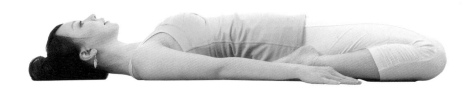

↓降低难度

如果不能双膝练习的话，可单腿交换练习，等到韧带和肌肉充分拉伸后，再慢慢尝试。

踩单车式

· 燃脂功效

大腿前后侧的肌肉都能得到锻炼，消除腿部多余的脂肪。
增强下半身的血液循环，对腹部器官和膝盖有温和暖化的作用。

How To

重复次数
50次

- 仰卧，两腿自然弯曲，双臂自然地放在身体两侧，掌心朝下，均匀呼吸。
- 自然呼吸，慢慢弯曲左腿，伸直右腿。
- 模仿踩单车的动作，双腿上下交替。

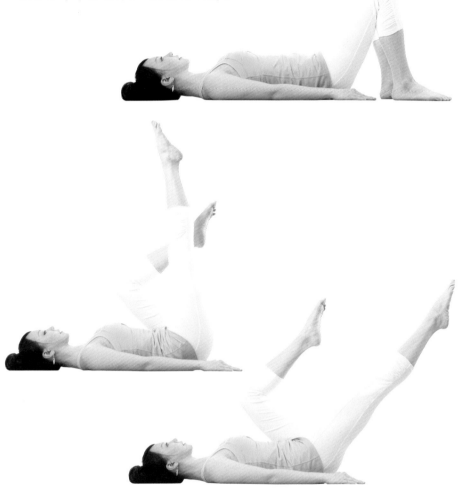

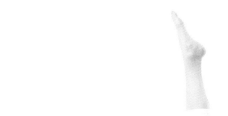

- 左右腿轮流弯曲和伸直，先按顺时针方向踩，后按逆时针方向踩。
- 放下双腿，放松全身。

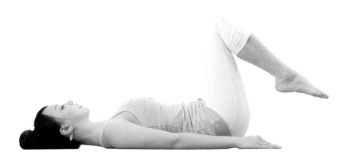

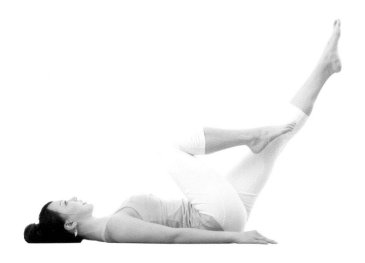

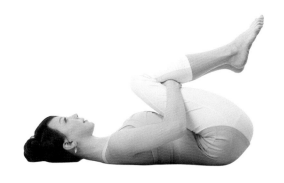

神猴
哈努曼式

· 燃脂功效

增加髋部及双腿的血液循环，消除腿部浮肿和酸胀，让双腿恢复纤细。

预防和改善坐骨神经痛和其他腿部病症。

How To

- 跪坐，双腿并拢，臀部落于脚跟，双手自然放于身体两侧，眼睛平视前方。

- 右腿向前跨一步，弯曲右膝，整个脚掌着地；左腿脚背着地。

重复次数
4次

— Point！ —

- 一开始可能做不到身体完全坐下至双腿伸直呈一条直线，做到力所能及的伸展程度即可。

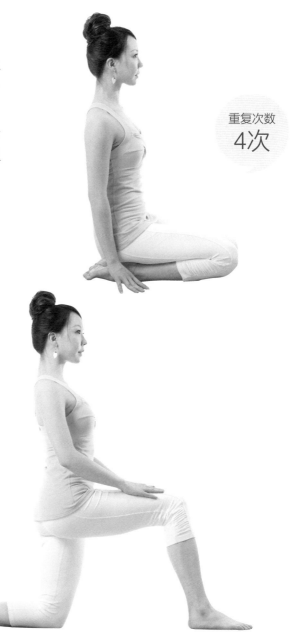

- 将右腿向前伸直，身体前弯，保持骨盆不倾斜，伸展右大腿后侧。保持自然呼吸30秒。

- 让右腿继续向前伸直，使两腿处于同一条线上，双手可扶于地面支撑。保持姿势20秒，回到初始姿势，换另一边重复上述动作。

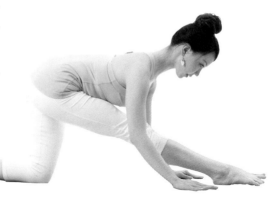

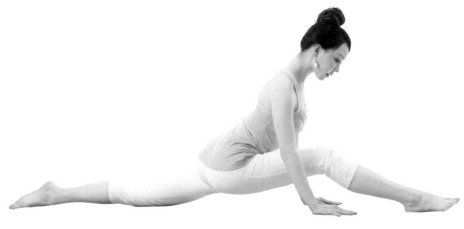

增加难度 ↑↑

::熟练的习练者可以双脚伸直后双手合十放于头部上方。

::进阶的同学可将身体前弯，从腰部起向前屈身至额头贴近小腿，双手在脚掌前的地面合十。

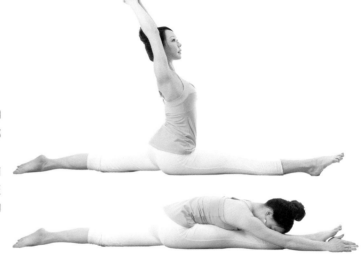

骑马式

·燃脂功效

增强腿部的力量和膝关节的柔韧性，使小腿的肌肉得到拉伸，防止静脉曲张的产生。

缓解腿部肌肉酸痛以及僵硬的症状。

How To

- 站立，双腿伸直并拢，双臂自然垂放于身体的两侧，调整呼吸。
- 呼气，右腿向后迈一大步，脚尖撑地；左膝弯曲，左小腿与地面垂直。

重复次数
5次

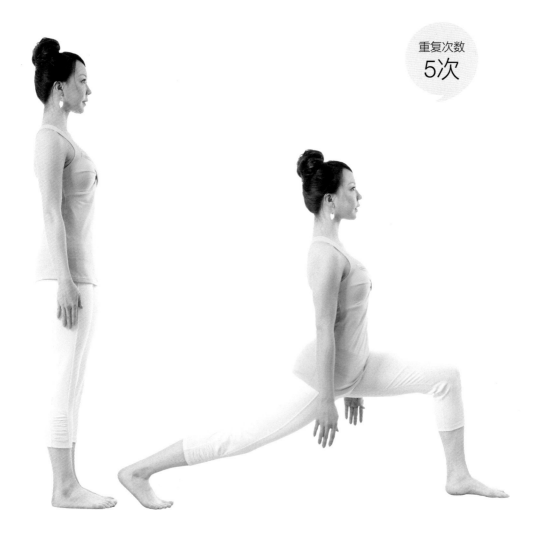

- 吸气，双手高举于身体两侧，挺直腰背，让双腿更稳定地向下扎根。
- 将右膝弯曲着地，使臀部向后坐落回右脚脚跟。
- 上半身向前弯曲，前额贴地，放松全身。

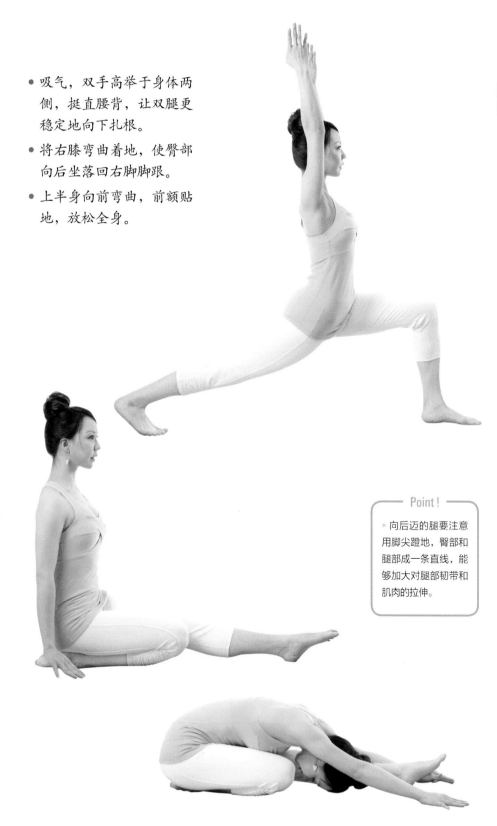

Point！

· 向后迈的腿要注意用脚尖蹬地，臀部和腿部成一条直线，能够加大对腿部韧带和肌肉的拉伸。

V字式

· 燃脂功效

拉伸大腿和小腿的肌肉，美化腿部曲线。
增加腰背部的稳定性，增进平衡与协调。

How To

- 简易坐姿，挺直腰背。

- 弯曲双膝，用双手从内侧
  握住双脚脚跟，将双脚慢
  慢上抬。

- 吸气，双膝慢慢伸直，感
  觉脊椎与双腿都在延伸。
  保持平衡，保持5～10次
  呼吸的时间。

重复次数
3次

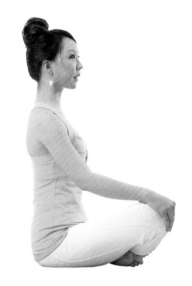

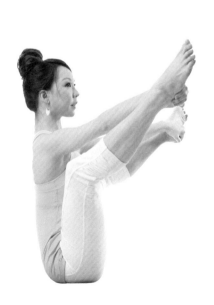

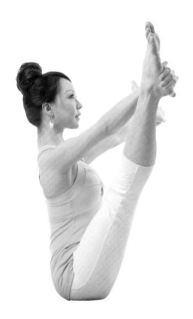

瑜 伽 体 式

半脚尖式

· 燃脂功效

减少和分散小腿的赘肉，改善小腿浮肿的症状，使腿部变得纤细。

加快下半身的血液循环，预防小腿肚抽筋以及静脉曲张。

重复次数
2次

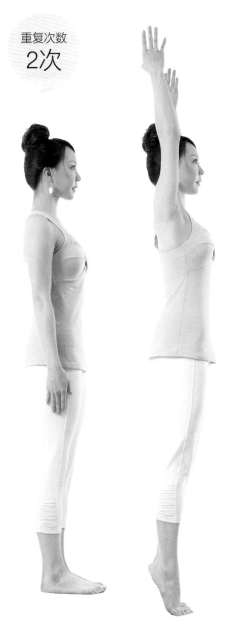

How To

- 站立，双腿伸直并拢，挺直腰背，双臂放于身体两侧，均匀呼吸。

- 吸气，双手向上延伸，踮起脚尖。

- 呼气，双膝弯曲，尽量向下蹲，上身挺直，保持踮脚的姿势。保持姿势5～10秒，均匀呼吸。

- 吸气，双手呈莲花指形，抬起左手至胸前，指尖朝上；右手举过头顶，指尖朝上。保持平衡姿势15秒，回到初始姿势。初学者只需保持脚尖踮高、膝盖微蹲即可。

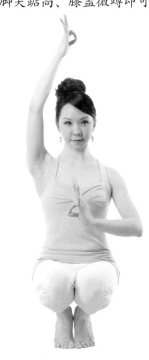

半莲花
站立前屈式

· 燃脂功效

增强膝关节的灵活性，减少膝盖旁边的赘肉，重塑腿部的线条比例。

收缩腹部，改善消化和排泄功能，有助于毒素的排出。

How To

- 站立，双腿伸直并拢，腰背挺直。
- 吸气，弯曲左膝，将左脚放在右腿上，左膝向外打开，双手合十于胸前。
- 双手放松，用左手帮助左脚踝放于右大腿上方，再将左手从背后绕过，用大拇指、食指和中指抓住左脚的脚趾，右手呈智慧手印于胸前。

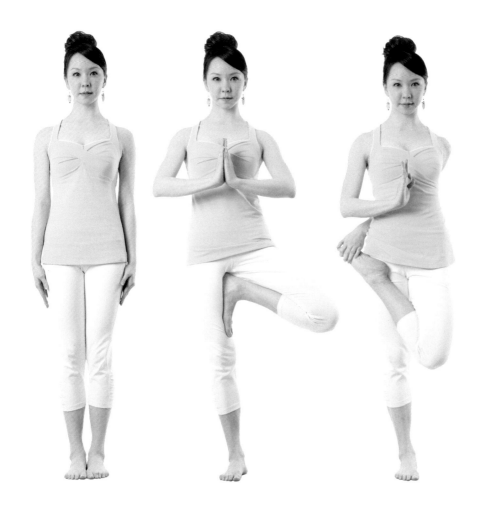

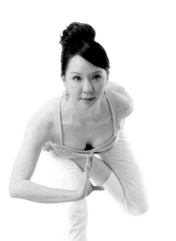

- 深呼吸3次，呼气时身体向前屈，背部伸直，胸部和腹部尽量靠近大腿。
- 右手放到右脚旁边的地面上，掌心贴地。保持姿势30秒。
- 吸气，上半身回到直立姿势，深呼吸，放松全身。

重复次数
2次

Point！

- 练习此动作时应遵从循序渐进的原则，不要急于求成。
- 坐骨神经痛或腰椎间盘突出的人最好不要习练此体式。此外，处于月经期及孕期的女性，也应避免做此动作。

↓ 降低难度

不需将手从背后绕过抓住脚趾，只要将瑜伽砖放于身体前方，双手都放到砖上，将头放在两臂之间，尽量靠近膝盖即可。

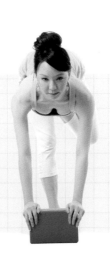

幻椅式

· 燃脂功效

加强腿部的肌肉力量，改善不良的腿部形态。

改善肩膀僵硬症状，强健背部肌肉群，增强身体的平衡感。

How To

● 站立，双腿与髋同宽，双臂向上伸展。

重复次数

3次

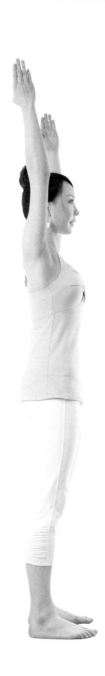

──── Point !

· 双臂向上伸展时，要挺直腰背，想象自己越来越挺拔；向下蹲的过程中，想象自己正准备坐在椅子上，臀部收缩，肋骨不要外凸，脊椎延伸。

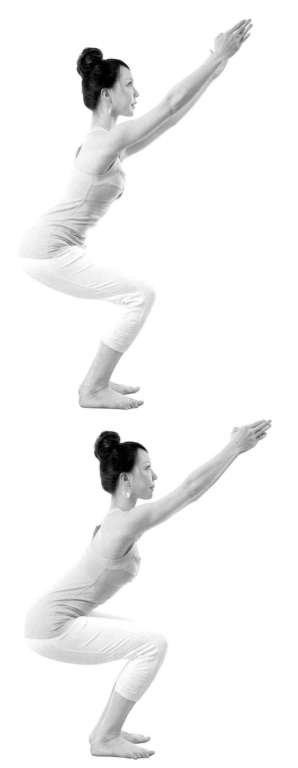

- 吸气，挺直脊柱；呼气，屈膝，慢慢向后向下蹲，膝盖不超过脚尖。保持姿势30秒。
- 再次下蹲，尽量让大腿和地面平行。保持动作20秒。
- 回到起始姿势，双手按摩腿部，使肌肉放松。

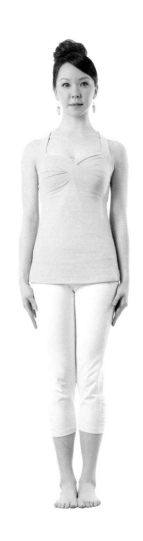

10 minutes of

Quick weight loss

Yoga

10分钟不复胖排毒瑜伽，雕塑360度完美身材

Part 3

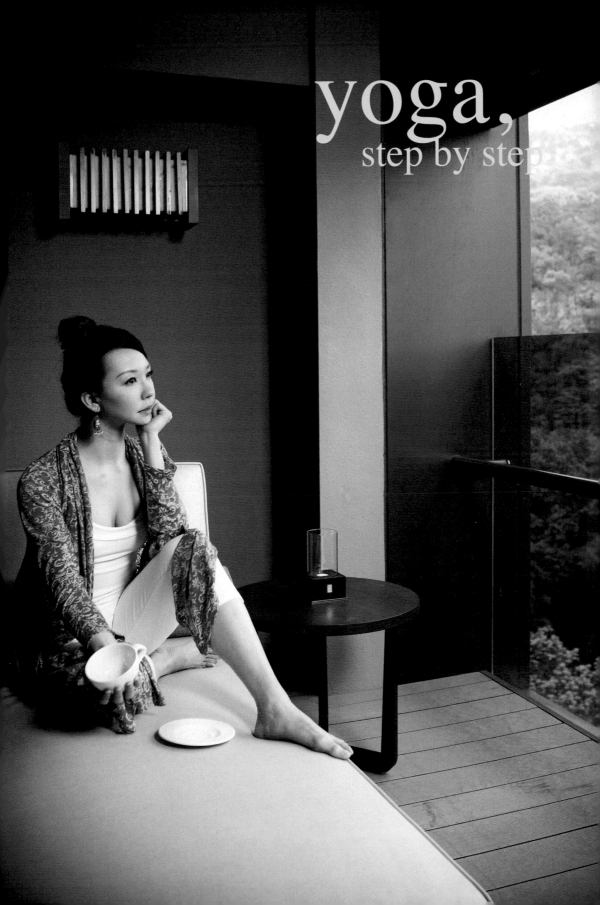

yoga,
step by step

调息排毒，脂肪细胞加速燃烧

瑜伽中的冥想和呼吸控制法是修炼心灵的最佳方式之一，能够让人从紧张繁忙的生活中解脱出来，放松身心，远离焦躁不安的负面情绪；同时，也是瑜伽体式练习后的休息方式，帮助身体恢复元气。

瑜 伽 体 式

婴儿 放松式

·燃脂功效

有助于缓解不良情绪，释放压力，消除疲劳，使人的内心重新获得平静。

How To

- 取金刚坐姿，挺直腰背，双手放在身体两侧，眼睛平视前方，保持均匀而深沉的呼吸。

- 深深地吸气，呼气时，上半身向前倾。

- 胸部和腹部贴合大腿，任意一侧脸颊贴在地面上。双臂自然地放在身体的两侧，掌心朝上。保持姿势1～3分钟，放松身心。

注意 孕妇或膝盖受伤的人最好不要练习此体式。

重复次数
3次

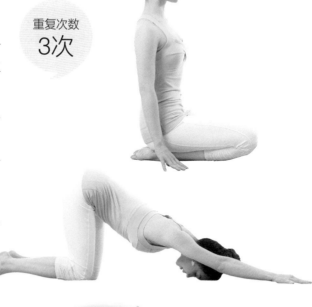

瑜 伽 体 式

烛光冥想

· 燃脂功效

有助于集中注意力，缓解眼部的疲劳，提高睡眠质量，对失眠亦有一定的治疗作用，适合临睡前练习。

放松身心，克服因不良情绪引起的食欲旺盛和懒惰等。

How To

- 点燃一支蜡烛，将其放在距离自己一手臂远的位置，高度与目光水平线一致。采取身体感觉舒服的坐姿，腰背挺直，双手自然地放于双腿上。闭上眼睛，清除脑中的杂念。

- 当感觉自己已经完全沉静下来时，双眼微张，凝视烛光最明亮的部分，将注意力集中在烛光上。

- 当眼睛疲劳到快要流出眼泪时，闭上眼睛充分放松。

- 待双眼完全放松后再次睁开双眼，尽可能地增加凝视的时间长度。

注意 此练习一定要在幽暗的环境中进行；凝视烛光时不要眨眼睛。

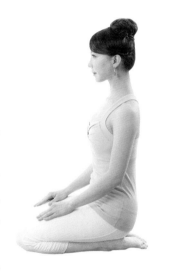
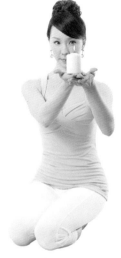
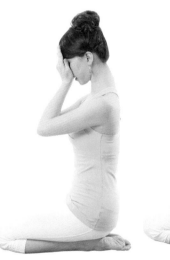
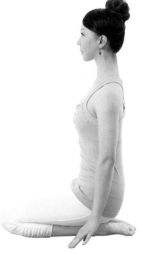

重复次数
5次

排水毒，跟"肿肿"的身体说再见

有一些小胖妞，胖得快瘦得也快。冬天很胖，但夏天会很快瘦回来。造成这种肥胖的原因并不是脂肪过多，而是身体的代谢不畅，使得身体的水分无法及时排出体外，从而形成浮肿。

瑜伽体式

犁式

· 燃脂功效

消除全身浮肿，有效地减少腰腹部、腿部多余的脂肪，紧致肌肉。

How To

● 仰卧，双腿伸直并拢，双臂贴放于身体两侧，掌心向下。

重复次数
2次

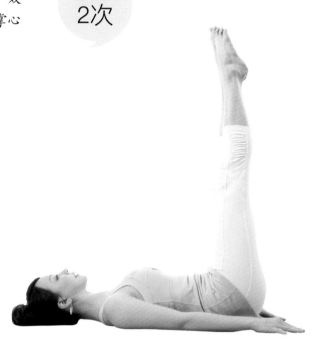

—— Point！——

· 身体回到地面时，应尽可能地缓慢，感觉到脊柱从上到下一节一节触地，动作不应过猛。

· 月经期间不要练习此体式。

· 双腿向后倒时，颈部切忌旋转。

- 吸气，双手轻轻地按住地面，收紧腹部使双腿慢慢地向上方抬起，直到与地面垂直，保持双腿绷直并拢。
- 呼气，将双腿继续向头部的方向倒，依次带动臀部和背部离开地面，直至使双脚脚趾落在头部前方的垫面上。肩部贴地，手臂轻扶腰部以保持平衡。保持姿势30秒。
- 将背部、臀部、双腿依次慢慢放回地面，放松全身，休息片刻，再继续练习。

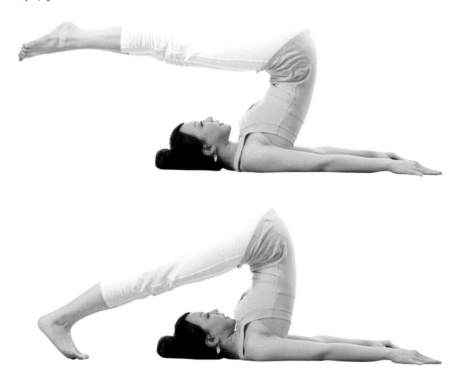

↓降低难度

如果双腿不能触到头部前方的垫面，可以将臀部上抬，将双手支撑于腰上即可，若感到舒适再将双腿慢慢伸直。

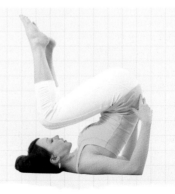

肩立式

·燃脂功效

加强全身关节的灵活性和柔韧性，有滋养脊柱和按摩身体的作用。

加快下半身的血液循环，减轻双腿浮肿，使双腿更为灵活。

How To

- 仰卧，两腿弯曲与髋同宽，双臂自然地放在身体的两侧，掌心朝下，均匀呼吸。

- 运用腰腹的力量，将双腿慢慢地向上抬高，直到与地面呈90度角，尽量使双腿绷直。

重复次数
2次

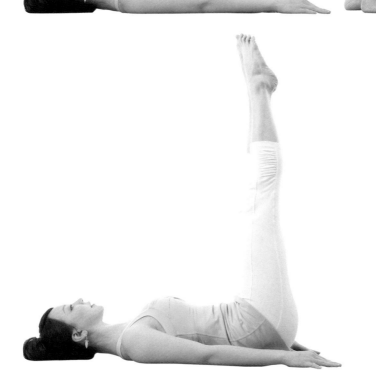

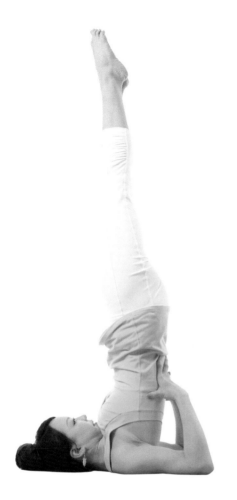

● 腰腹部用力，使双腿尽量向上伸直，同时带动腰背部离开地面。双手手肘弯曲，双手掌托住腰部，腿部始终和地面保持垂直。保持动作30秒。

● 弯曲双腿，使腰背部、臀部、双腿依次落地，回到初始姿势，放松全身。

注意 练习过程中，要保持均匀呼吸，并将双腿绷直，下落时动作要缓慢，以免腰部肌肉拉伤；肩膀或颈椎有明显病患的人不宜练习此动作。

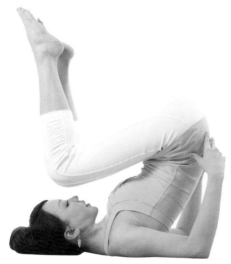

Point !
· 身体向下放时一定要慢，可以借助手部的力量，慢慢放松、呼气。

排废气，强化代谢狙击赘肉

城市空气污染往往较为严重，再加上我们日常的呼吸多半浅而急，导致肺部深层的废气难以顺畅排出。瑜伽这项有氧运动能增加血液中的蛋白质，提高身体的免疫力，帮助有害气体排出。

瑜伽体式

炮弹式

· 燃脂功效

有效地清除体内的废气，净化周身的血液，起到排毒养颜、缓解便秘的作用。

按摩腹内的器官，加强腹部肌肉的锻炼，同时使颈部得到滋养。

How To

- 仰卧，两腿自然弯曲，双臂自然地放在身体的两侧，掌心朝下，均匀呼吸。

- 吸气，弯曲双腿，大腿尽量地靠近腹部，小腿绷直，双手环抱住膝盖下方。

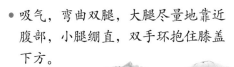

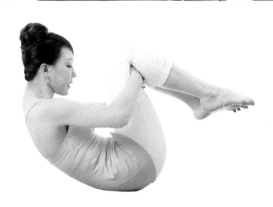

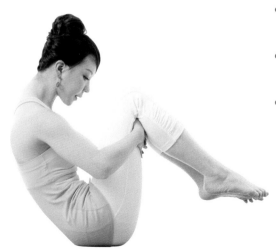

- 呼气，将双腿尽量拉向身体。
- 向上抬头，使头部和肩部离地，下巴触碰到膝盖。
- 保持姿势20秒，慢慢将头部放回地面，放松全身。

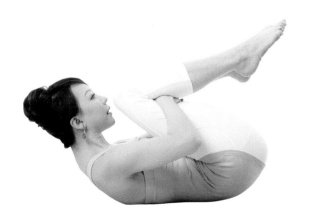

重复次数
5次

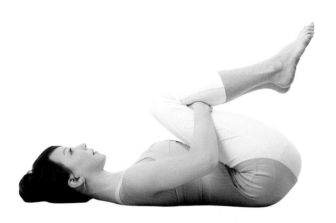

鹭式

·燃脂功效

按摩腹内器官，使其受到滋养，帮助排出体内的毒素，对呼吸系统和消化系统都有益。

How To

- 坐姿，挺直腰背，右腿向前伸直。左腿屈膝，左脚掌贴于右大腿内侧。

- 吸气，双手握住右脚掌，使右腿向上抬起。呼气，右腿慢慢向上伸直。

重复次数
2次

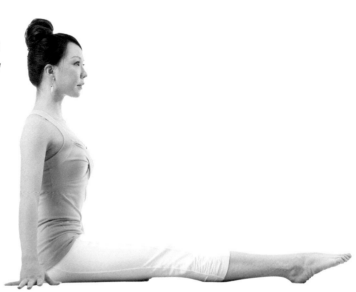

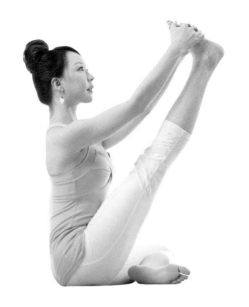

Point !

· 如果腿无法贴近身体，不要过于勉强去掰扯，否则容易拉伤韧带；也不要弯曲背部或者使腿部弯曲，以免降低动作的效果。

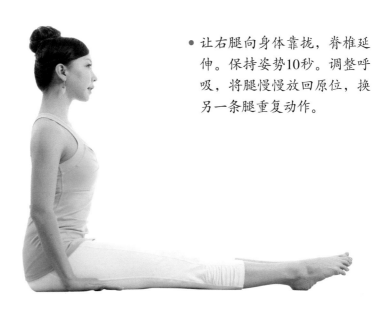

- 让右腿向身体靠拢，脊椎延伸。保持姿势10秒。调整呼吸，将腿慢慢放回原位，换另一条腿重复动作。

↓ 降低难度

初学者如果无法使腿部绷直靠近上半身，可以用一条瑜伽带套在脚掌上，用手拉住瑜伽带的两端，帮助完成动作。

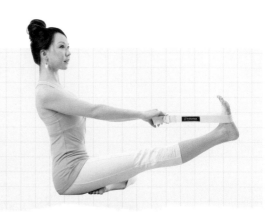

清肠毒，享"瘦"畅通无阻

年纪轻轻就有便秘的苦恼，这都是久坐不动和糟糕的饮食习惯惹的祸。长期如此会导致肠胃蠕动减缓，使不易消化的食物在身体内堆积。当务之急就是让肠胃重新开始工作，调节身体内循环，解除便秘烦恼。

瑜 伽 体 式

跪姿
伸展式

· 燃脂功效

伸展腰背与大腿后侧，锻炼髋关节，增加骨盆腔的血液循环，代谢身体毒素。

How To

● 跪立，双腿分开与肩同宽。双手十指分开，撑于地面，背部与地面保持平行。

重复次数
2次

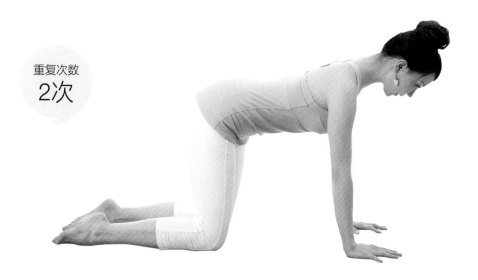

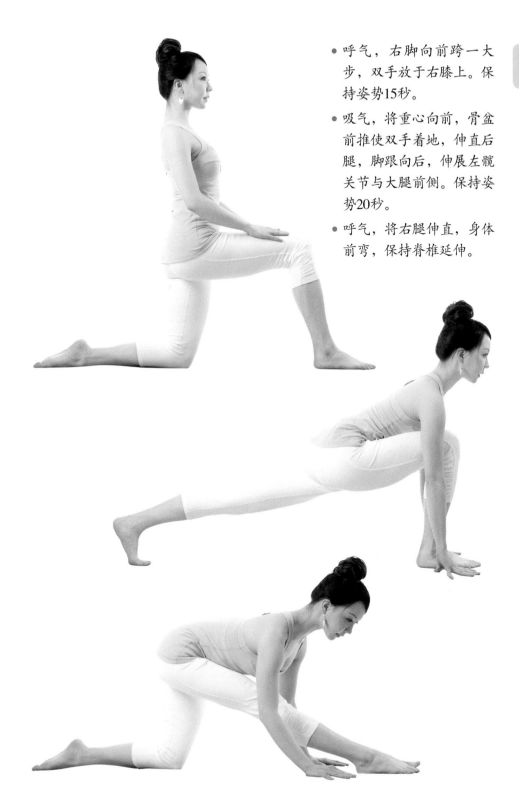

- 呼气，右脚向前跨一大步，双手放于右膝上。保持姿势15秒。
- 吸气，将重心向前，骨盆前推使双手着地，伸直后腿，脚跟向后，伸展左髋关节与大腿前侧。保持姿势20秒。
- 呼气，将右腿伸直，身体前弯，保持脊椎延伸。

风车式

· **燃脂功效**

加快肠胃蠕动，帮助消化，减少毒素堆积，防治便秘。

How To

- 站立，双腿分开略比肩宽，双臂自然地放在身体的两侧，眼睛平视前方。

- 吸气，双臂努力向上伸展至头顶，手臂伸直，掌心相对，使脊柱尽量地向上伸展。

重复次数
3次

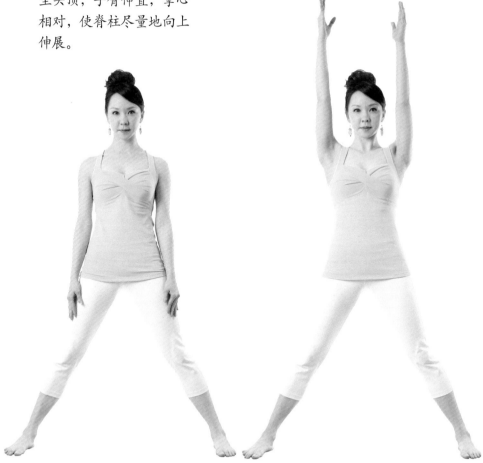

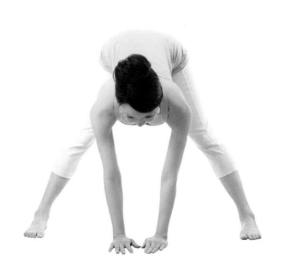

- 呼气，向前屈身，双手着地，脊椎延伸。

- 左手落于两脚间的地面上，手掌撑地，右臂向上伸展，手指指向上方。头部向右后上方转动，眼睛望向右手指尖的方向。保持姿势30秒。

- 慢慢回到初始姿势，按摩双腿。换另一侧重复此动作。

注意 双手应该始终保持在同一个平面内，腿部保持直立，尽量不要弯曲。

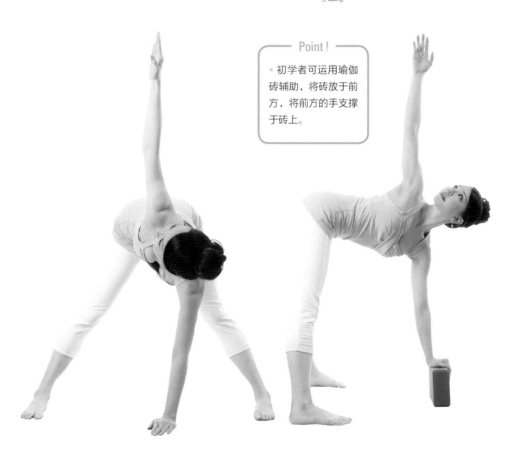

Point！

◦ 初学者可运用瑜伽砖辅助，将砖放于前方，将前方的手支撑于砖上。

肝脏排毒，打造无毒体质

肝脏是人体重要的解毒器官，负责分解代谢过程中产生的有害物质及外来的毒素。如果你的生活习惯不健康，而且对垃圾食品毫无抵抗力，就必须及时给肝脏解毒，从内而外调养出健康好气色。

瑜 伽 体 式

弓式

· 燃脂功效

帮助增加腹内器官的锻炼，加快其代谢能力，有效地清除体内的毒素。

How To

- 俯卧，两腿伸直并拢，双臂自然地放在身体的两侧，掌心朝下，均匀呼吸。

- 弯曲双膝，大腿与小腿内侧完全靠拢，双手向后伸展，分别握住两脚的脚踝。

重复次数
12次

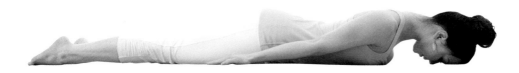

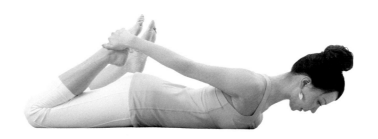

- 调整呼吸，呼气时，头部、肩部、胸部和双腿同时向上抬离地面，身体向上挺。
- 将身体的每一部分都尽量地伸展、伸直，感觉自己像一张被拉满的弓一样。保持姿势30秒。
- 双腿慢慢落回地面，放松全身。

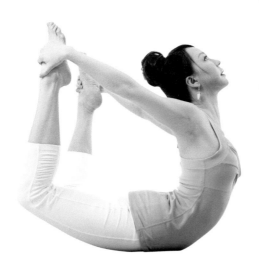

> **Point！**
> · 上半身抬离地面时，动作要轻柔缓慢，否则容易使背部与肩部受伤。
> · 保持姿势时尽量将上身向上伸展，肩胛骨内收，紧实的效果更加明显。

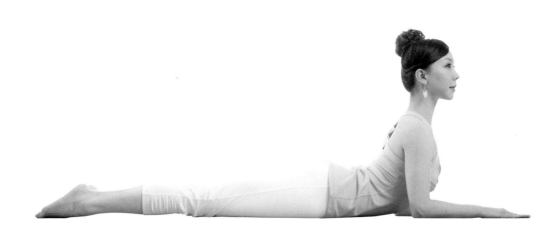

门闩式

· 燃脂功效

按摩腹内器官，恢复机体的正常代谢功能，消除腰部多余的脂肪，重塑紧致身材。

How To

- 跪立，上身保持挺直，大腿和小腿垂直，双手自然垂放于身体两侧，眼睛平视前方。

- 左腿向左侧打开，左脚尖朝外，与左膝在同一条直线上。双手向两侧打开平举，上身不要弯曲。

重复次数

2次

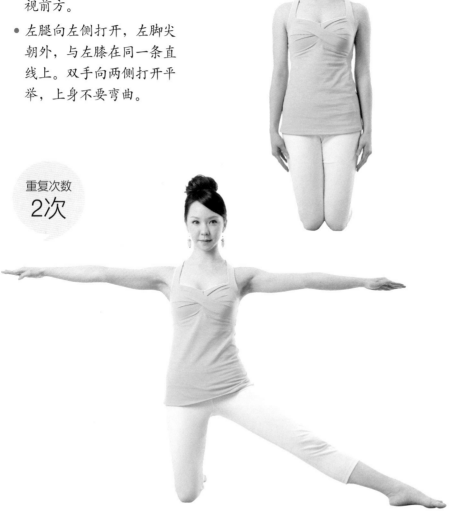

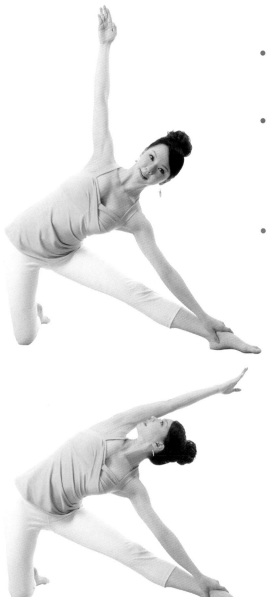

- 呼气时，上身向左侧倾斜，直到左手落到左脚踝处，右手指向天空。
- 身体继续向左倾斜，左手也随之倒向左边，让右手臂向左方伸展，眼睛从手肘内侧向上方看。保持姿势20秒。
- 慢慢回到初始姿势，换另一侧重复动作。

Point!

- 身体向一侧倾斜时，双臂、胸部、臀部和伸出的腿应该在同一平面内。
- 膝盖有损伤的人最好不要习练此体式。
- 若柔韧性较好，可将身体向一侧弯至自己舒服的位置。

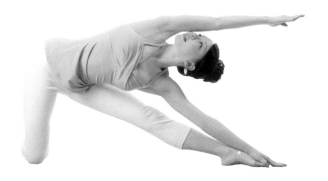

肾脏排毒，轻松击退脂肪群

机体在新陈代谢过程中产生的废物绝大部分要通过肾脏过滤，然后随尿液排出体外。一旦肾脏产生问题，会造成废物和水分在身体内的堆积，影响新陈代谢。因此，平时应多多关注对肾脏的滋养。

瑜 伽 体 式

卧十字式

· 燃脂功效

按摩、挤压腹内的器官，有助于加强消化系统和排泄系统功能，清洁肠道，消除便秘。

How To

- 仰卧，两腿伸直并拢，双臂沿身体两侧伸直，掌心朝下，均匀呼吸。

重复次数
3次

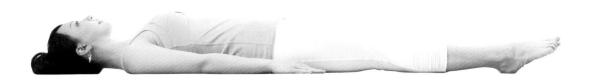

- 吸气，缓缓将双腿抬高与地面成90度角，眼睛望向脚尖的方向。
- 呼气，慢慢将双腿向身体的左侧落下，上半身始终不动，同时将脸部转向右侧，手臂和肩膀都不要离开地面。
- 吸气，双腿回到正中的位置。
- 呼气，换另一侧继续练习。保持动作10秒，回到初始姿势，放松全身的肌肉。

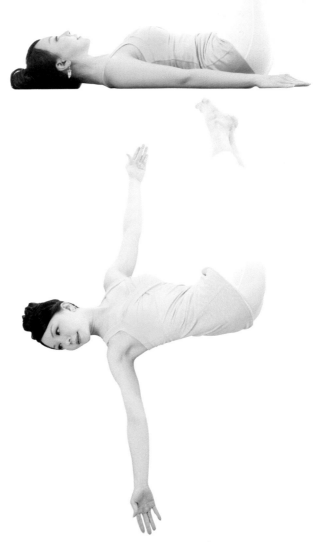

Point！

· 练习过程中一定要将腹部收紧，同时，上半身不要随腿部左右摇晃，更不能让手臂和肩部离开垫面。

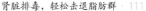

半月式

· 燃脂功效

刺激肾上腺，加快废物和多余水分的排出，使身体恢复活力，消除身体的疲劳感。

How To

- 站立，双脚分开至两肩宽，双臂自然垂于身体的两侧，眼睛平视前方。

- 右脚向右转动约90度角，左脚脚尖微微内收，膝盖弯曲，双手平举，视线向右。

重复次数
3次

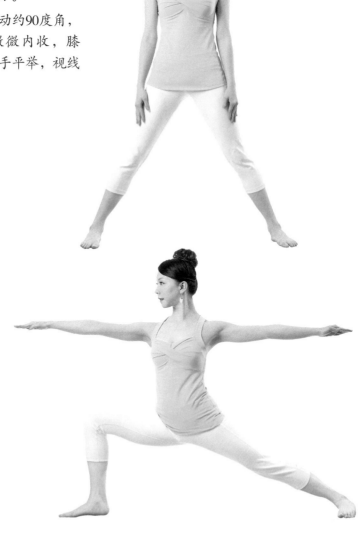

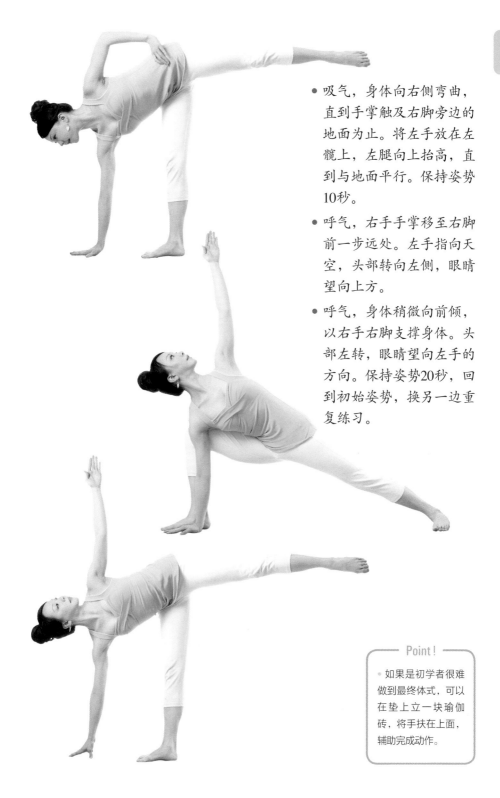

- 吸气，身体向右侧弯曲，直到手掌触及右脚旁边的地面为止。将左手放在左髋上，左腿向上抬高，直到与地面平行。保持姿势10秒。

- 呼气，右手手掌移至右脚前一步远处。左手指向天空，头部转向左侧，眼睛望向上方。

- 呼气，身体稍微向前倾，以右手右脚支撑身体。头部左转，眼睛望向左手的方向。保持姿势20秒，回到初始姿势，换另一边重复练习。

Point !

- 如果是初学者很难做到最终体式，可以在垫上立一块瑜伽砖，将手扶在上面，辅助完成动作。

吐肺腑之毒，提升微循环

肺部的浊气不能及时排出体外，体内的免疫细胞就得不到活化，无法发挥正常作用，疾病就容易找上门。加强身体锻炼，可帮助身体体验更深层次的呼吸，形成健康的呼吸方式，抵御疾病侵袭。

瑜 伽 体 式

牛面式

· 燃脂功效

加强肺部的功能，帮助平衡自主神经，增强身体的免疫力，预防感冒和咳嗽。

How To

● 坐姿，将右腿越过左大腿，使右脚脚掌外侧接触地面。双腿呈缠绕交叠的状态，将臀部落下坐在垫面上。

重复次数
3次

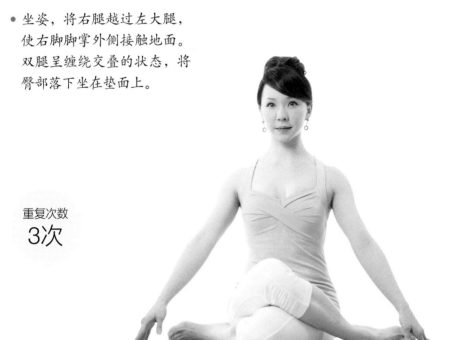

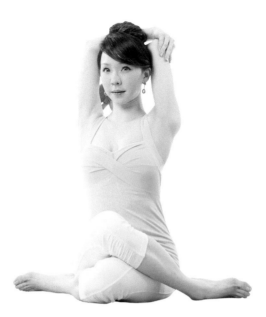

- 弯曲左臂，使左手顺着脊柱从肩膀上方向背部伸展。右手握住左手手肘，使其指向正上方。

- 吸气，弯曲右臂，使右手顺着脊柱向上伸展，两手在背后相扣；将头部、颈部挺直，眼睛平视前方。保持姿势30秒。

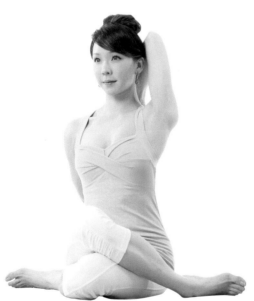

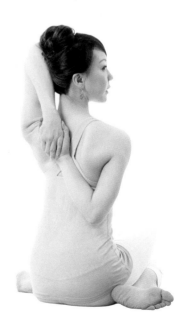

— Point！ —

- 十指在背后相扣时，要保持背部的挺直，感觉脊柱在向上伸展。下半身保持不动，避免身体向一侧倾斜。

跪姿
舞蹈者式

· **燃脂功效**

扩张胸部，帮助吐出肺部的浊气，净化血液，提高人体的免疫力。

How To

- 金刚坐姿，双手垂放于身体两侧。

- 弯曲左膝盖，使左脚掌贴近左大腿根部。吸气，左腿不动，右腿向后伸长。

- 将右腿弯曲，右脚跟靠近臀部，右手移至右大腿后侧，握住脚背。

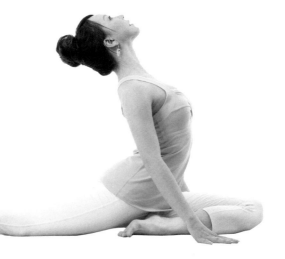

重复次数
3次

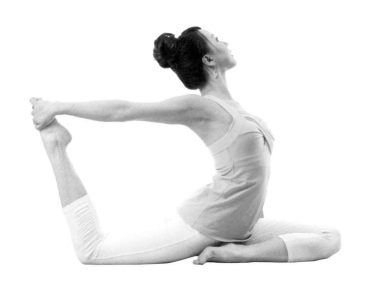

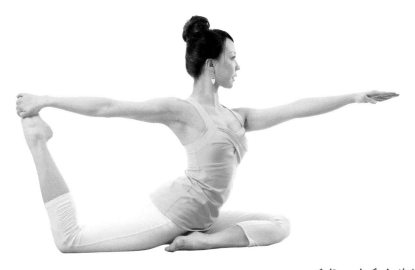

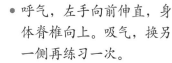

- 呼气，左手向前伸直，身体脊椎向上。吸气，换另一侧再练习一次。
- 吸气，换另一条腿向前，左臂向后伸直，同时右手撑地，将整个身体慢慢向上仰。

增加难度↑↑

::将左手抓右脚，右手撑地，保持上身挺直，腰腹部收紧且用力带动臀部离开地面，左手尽量向右后侧伸展。

::保持动作**30秒**，之后慢慢放松手臂和腿部，转动腰身休息片刻，换另一侧重复练习。

淋巴排毒，减少卡路里堆积

淋巴组织是人体免疫系统中的重要组成部分，其中含有大量的免疫细胞。一旦淋巴组织遭到破坏，就会对健康产生不良影响。因此，要经常对颈部、胸部、腹部和腹股沟等淋巴结集中部位进行按摩和锻炼。

瑜 伽 体 式

圣哲玛里琪式

· 燃脂功效

加强腹股沟处淋巴系统的循环，加速排出身体的毒素，促进新陈代谢。

How To

- 坐姿，双腿伸直并拢，挺直腰背，双手放于腿部两侧地面，眼睛平视前方。

重复次数
3次

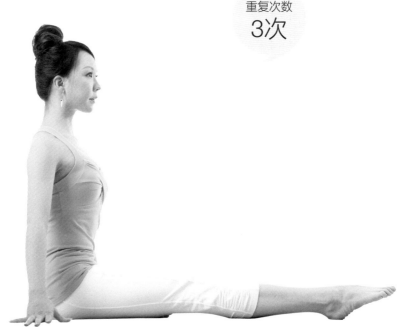

- 弯曲右膝，右脚脚跟靠近会阴处，脚掌贴地。
- 吸气，右手臂翻转伸向后背，右膝抵在腋窝位置，环抱右腿，与左手在背后相扣。保持姿势15秒。
- 回到初始姿势，换另一条腿重复动作。

注意 双手在背后相扣时，背部要挺直，腿部不要移动，头部始终朝向正前方。

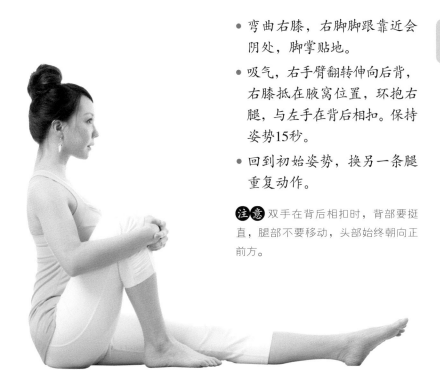

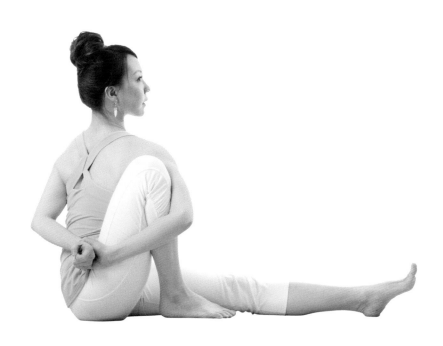

蛇击式

·燃脂功效

扩展胸部，锻炼胸部的肌肉，并带动胸腔内器官和组织的正常工作，对循环系统十分有益；可辅助治疗月经不调引起的不适。

How To

- 四肢跪姿，腹部微收，将头顶、尾椎延伸。
- 双臂手肘内收，弯曲手肘使胸口下巴着地，臀部向上，将肚脐内上提，保持膝盖、脚背着地。

重复次数
5次

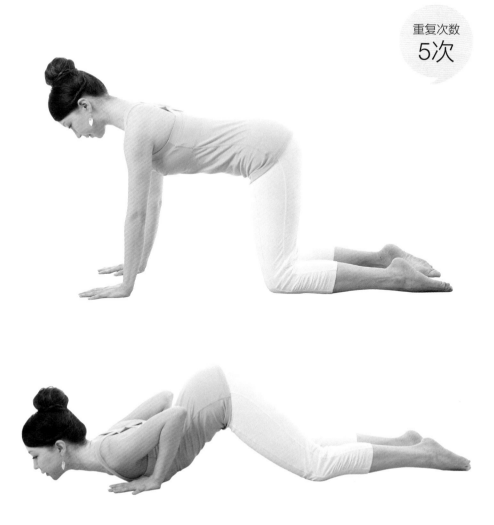

- 调整呼吸，身体沿地面向前滑动，直到双臂伸直撑起上半身。双腿伸直，下半身全部贴地，头部尽量向上仰，眼睛望向正上方。保持姿势30秒。
- 臀部慢慢回坐，落于脚跟上，胸部、腹部靠近大腿，额头、双手贴地，闭上眼睛放松全身。

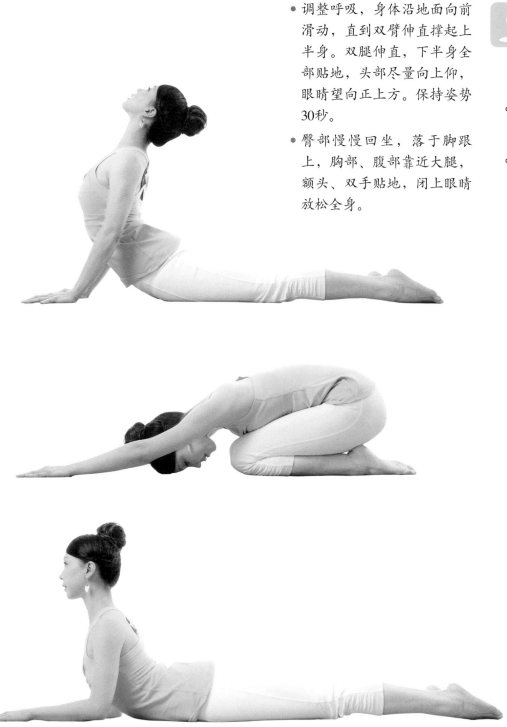

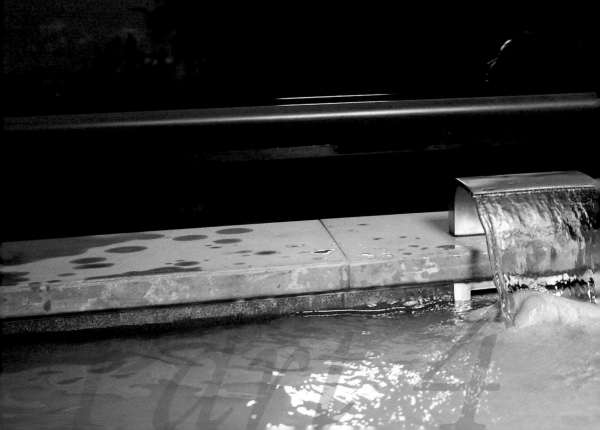

10 minutes of

Quick weight loss

Yoga

随时随地10分钟，
让脂肪无处可藏

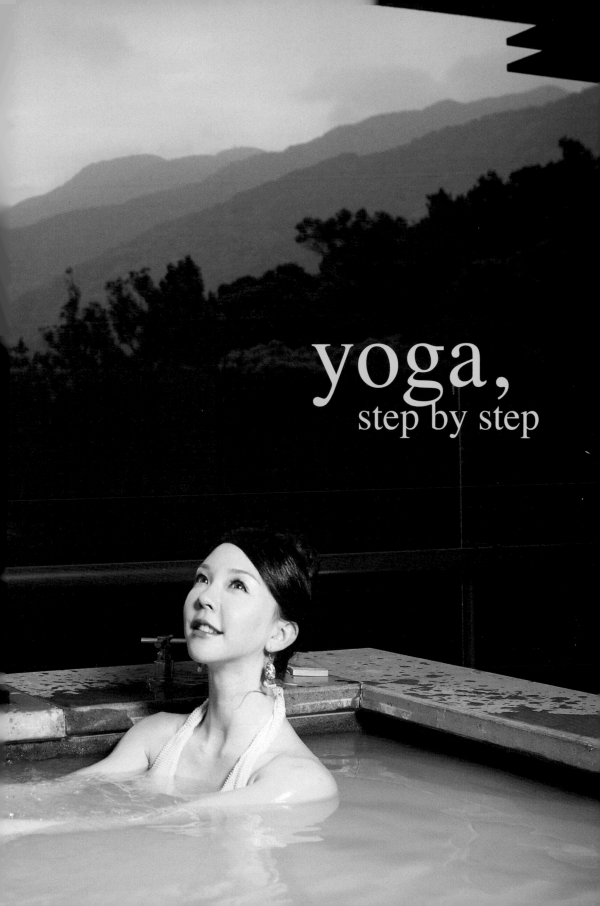

yoga,
step by step

晨起10分钟，唤醒瘦身细胞

美好清晨是一天的开始，身体经过一晚上的调整又积蓄了活力，整装待发随时等着你的差遣。对要减肥的MM来说，这时空腹练习瑜伽无疑是最好的选择。

晨起瑜伽小贴士

早晨练瑜伽可提高和加速一天的新陈代谢，10分钟的动作就能够唤醒头脑和身体，使它们以最好的状态最快地投入到一天的生活中去。

· 晨起练习动作不宜复杂

早晨刚起床，人的头脑和身体还没有被完全唤醒，肌肉还比较僵硬，如果迷迷糊糊地就练习高难度体式，容易出现腰酸背痛、头脑发昏等不适。所以应选择适合早晨习练的动作，比如拜日式。它一共12组动作，涉及身体各个部位，做起来简单有效，对于美肤、瘦身、健体都有显著的效果。

· 清空身体，排毒第一步

身体在你睡觉时已默默完成了清扫工作，晨起后，如果不及时将新陈代谢的废物排泄出去，就会在身体里堆积侵害身体的毒素。

晨起练习瑜伽之前应喝少许水，最好是完成正常的大小便排泄之后再进行。虽然瑜伽要求空腹习练，但空腹不等于饿，如果有强烈的饥饿感，最好在练习之前喝少量的牛奶、蜂蜜水等，否则会对身体造成伤害。

瑜 伽 体 式

山式

· 燃脂功效

纠正不良体态，使脊柱恢复弹性，感觉身体轻盈，动作敏捷活跃。

使深层稳定肌群调和、稳定。

How To

- 自然站立，双脚并拢，伸展所有的脚趾，使其紧贴垫面。
- 感觉脚底踩满地面，将膝盖向上提，提肛收腹。
- 双手自然下垂，置于身体两侧，肩膀向后向下旋转，脊椎到头顶延伸，带动整个身体向上提升，收腹挺胸，但肋骨不要前凸，感受颈椎一节一节展开的美好感觉，保持姿势30～60秒。

重复次数
不限

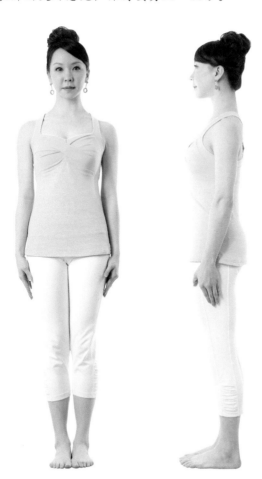

—— Point！——

· 山式站立是练习瑜伽体式的基础，在练习此动作时不要将身体全部重量放在脚跟或脚趾处，而要均匀分布在脚掌上。

· 刚开始习练时可后背贴墙站立，如果中途腰部前凸，就要重新调整站姿，以腰部和墙壁间的间隙可平放一手掌为好。

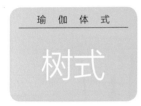

树式

·燃脂功效

拉伸腿部和腰部肌肉群，提高身体平衡能力的同时还可削减腰腿部赘肉。

锻炼平衡感，消除身心乏困，集中注意力。

How To

- 山式站立，双手自然下垂，调整呼吸。

- 弯曲左膝，将左腿抬至右侧大腿根部，左脚脚心朝外。重心转移至右脚，右脚牢牢抓住垫面，保持身体平衡。

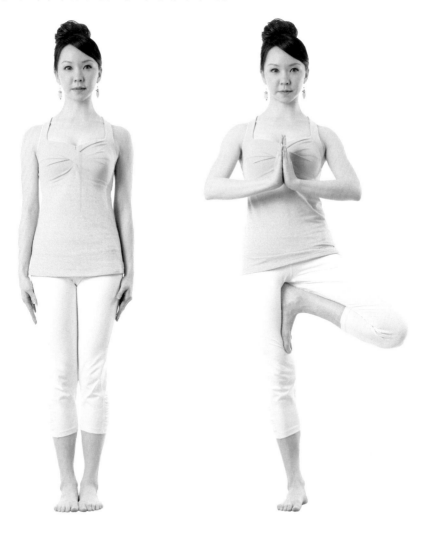

- 双臂自身体的两侧抬起，至头部的上方合十，指尖指向天空。双臂带动上半身向上牵拉，感受胸部扩张提升的感觉，想象身体正像小树苗一样往上生长。
- 保持此动作30秒，慢慢放下双臂和左脚。
- 深呼吸后，换右脚继续练习。

重复次数
3次

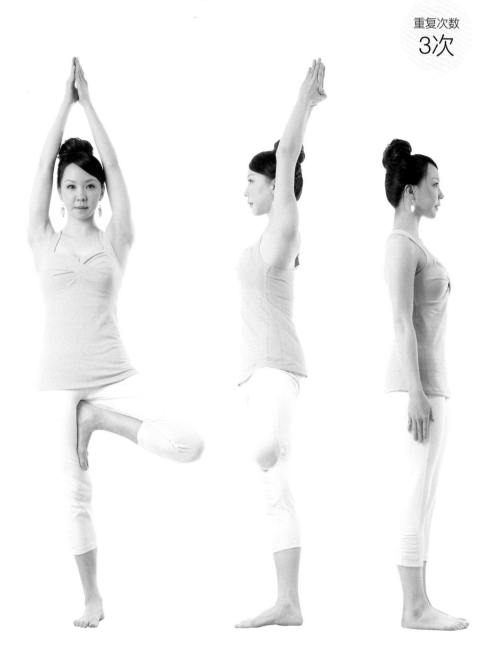

前屈式

·燃脂功效

伸展和收缩全身肌肉群，加强身体柔韧性，对塑造修长美腿和完美臀部尤其有效。

按摩腹内脏器，促进体内血液循环，可唤醒机体活力。

How To

- 山式站立，双手自然下垂，眼睛平视前方，调匀呼吸。
- 深吸气，将手臂经胸前抬高至头顶上方，掌心相对，指尖伸直向上。
- 呼气，腹部内收带动上半身向下弯曲，髋关节向前弯曲，弯曲时腿部和背部尽量挺直，感觉腿部和脊椎被拉伸，头部自然下垂，双手慢慢向下放在双脚两侧垫面上。保持该姿势30~60秒。

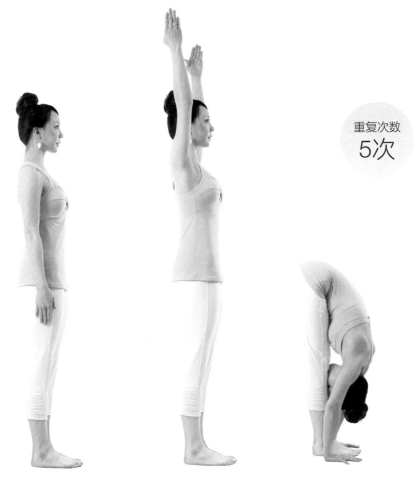

重复次数
5次

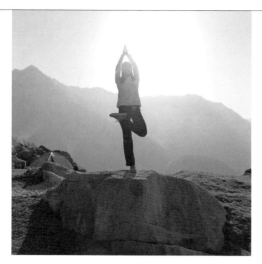

Quick

Weight

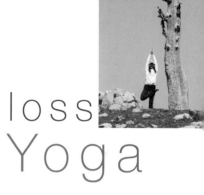

loss
Yoga

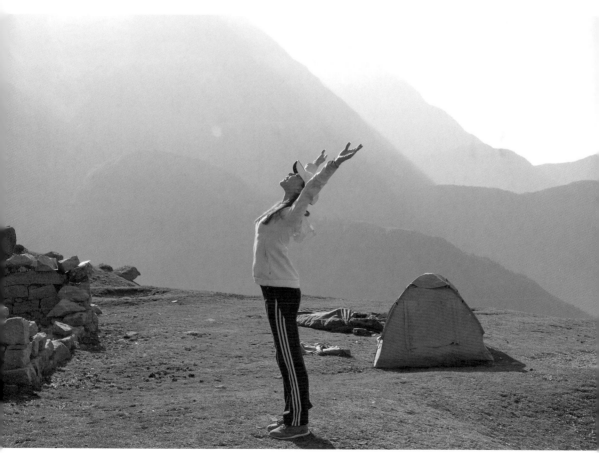

瑜 伽 体 式

眼镜蛇式

· 燃脂功效

拉伸腰腹部,代谢腰腹部赘肉;扩展胸部,紧实胸部肌肉,预防胸部下垂。

促进全身血液循环,滋养脊柱,改善背部僵硬,塑造曲线。

How To

- 俯卧,双腿并拢伸直,额头点地,双手置于身体两侧,掌心向上。

- 双手移至双肩正下方撑地,手指向前,两肘弯曲。同时颈部带动头部向上,依次让下巴、颈部离开垫面。

重复次数
4次

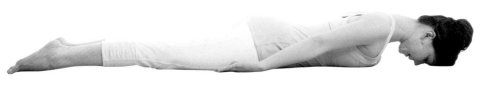

— Point! —

· 运动过程中双腿要始终保持伸直,提肛收腹,不可仅将臀大肌夹紧;抬起身体时尽量让背部肌肉与脊柱伸展上挺。

· 抬升时想象一节脊椎一节脊椎接连翘起的情景,抬升程度以感到舒适为宜。

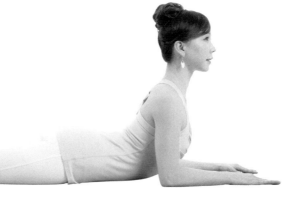

- 吸气，打开肩膀，将掌心撑地，依次带动颈部、肩部、腰腹部向前上方伸展。眼睛看向斜前方，自然呼吸，保持姿势30秒。
- 双肘内收，慢慢弯曲，依次逐步延伸头顶，收回腰腹部、肩部、颈部和头部，直至身体向前恢复成原始俯卧状态，休息。

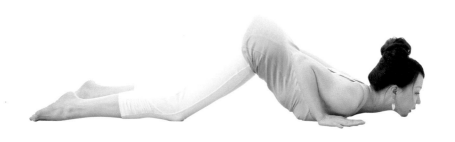

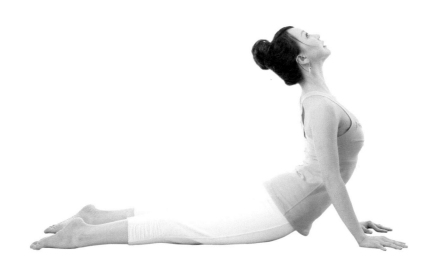

↓降低难度

若腰部不适，可将两肘着地，感觉脊柱明显在向上拉伸；保持动作30秒。

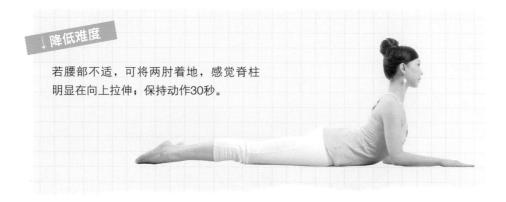

拜日式

· **燃脂功效**
舒展全身的肌肉群，消除腰腹部、手臂、腿部的赘肉。
调整自律神经，控制食欲，促进血液和淋巴循环，改善肥胖
体质。

How To

- 两脚并拢呈山式站立，双手在胸前合十，保持均匀的呼吸。
- 深吸一口气，缓慢将双臂伸直举过头顶，双臂向上。如果身体允许，可以将上半身自腰部起向上向后弯曲。

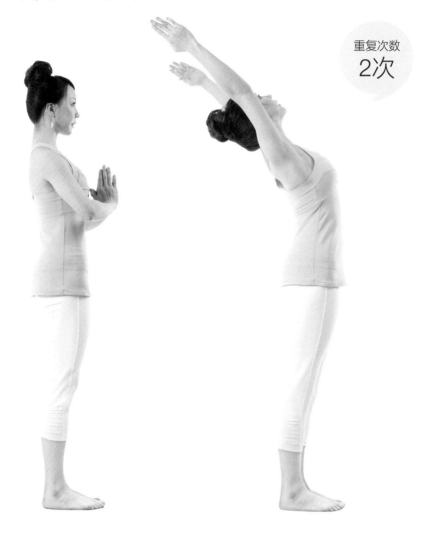

重复次数
2次

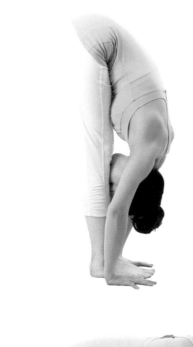

- 一边呼气，一边将上半身慢慢地恢复原位，并逐步向前向下屈身；腿部伸直，双手置于两腿边垫面上，头部靠近膝盖。
- 吸气，双腿弯曲。
- 撤右腿向后尽量伸直，左膝弯曲。

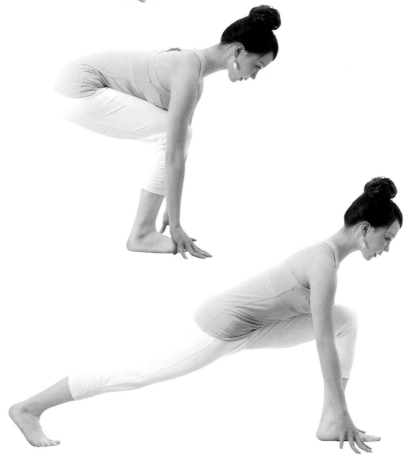

- 双掌心撑地，身体重心向前。
- 双手在头顶上方合十，感受胸部正在被扩展。
- 呼气，撤左腿向后伸直与右腿平行，两手掌心贴地，将坐骨向上，两臂伸直，掌心抵抗地面，使整个身体保持倒"V"形。

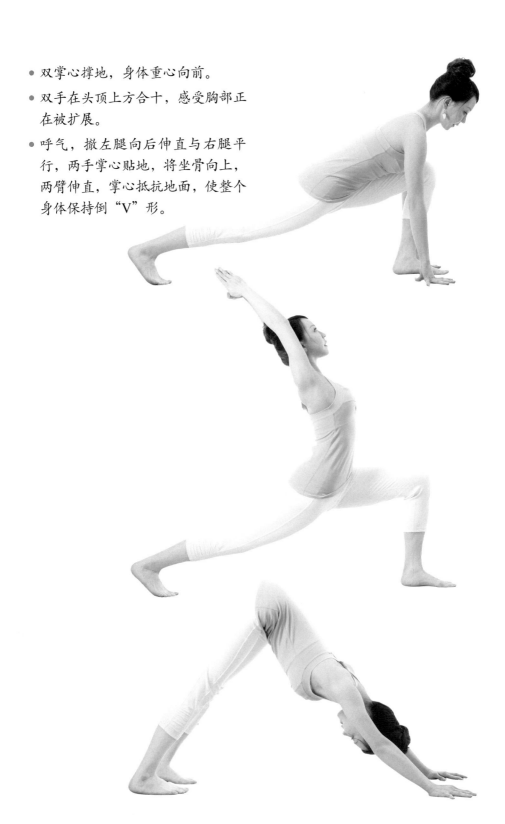

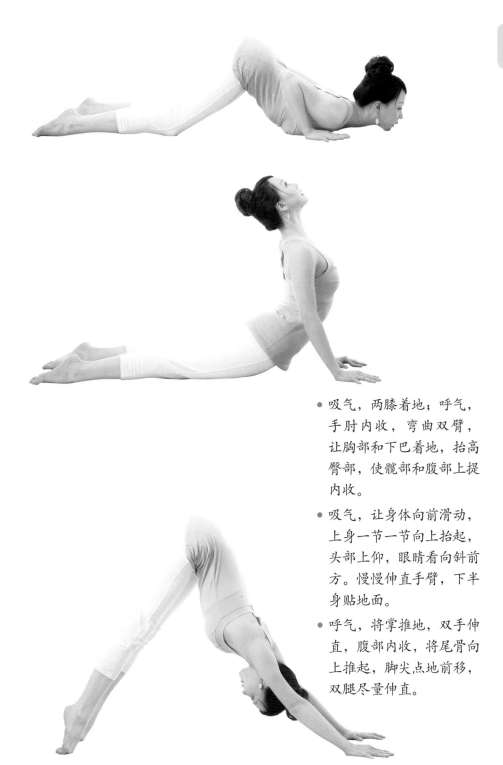

- 吸气，两膝着地；呼气，手肘内收，弯曲双臂，让胸部和下巴着地，抬高臀部，使髋部和腹部上提内收。

- 吸气，让身体向前滑动，上身一节一节向上抬起，头部上仰，眼睛看向斜前方。慢慢伸直手臂，下半身贴地面。

- 呼气，将掌推地，双手伸直，腹部内收，将尾骨向上推起，脚尖点地前移，双腿尽量伸直。

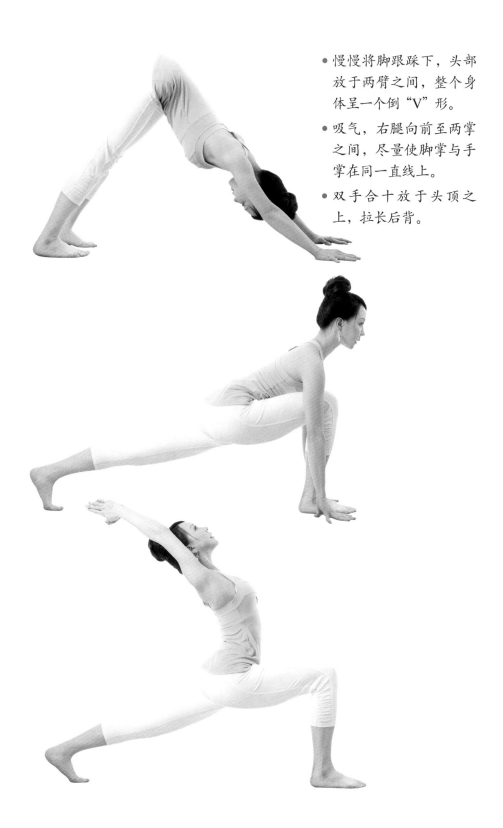

- 慢慢将脚跟踩下，头部放于两臂之间，整个身体呈一个倒"V"形。
- 吸气，右腿向前至两掌之间，尽量使脚掌与手掌在同一直线上。
- 双手合十放于头顶之上，拉长后背。

- 双手撑地，将左腿向前平移直至与右腿并拢伸直。上身向脚跟靠近，腿部伸直，让额头触碰小腿，双手置于两脚边的垫面上。若降低难度，可弯曲膝盖收回双腿并拢。

- 吸气抬头，抬起上半身，双臂上举，掌心相对，上半身从腰部起向后伸展。

- 呼气，上半身恢复原位，双手合十慢慢回到胸前。

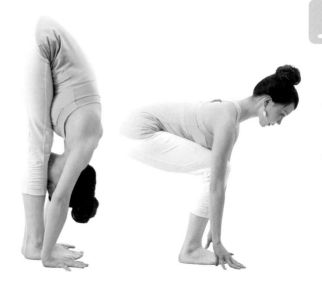

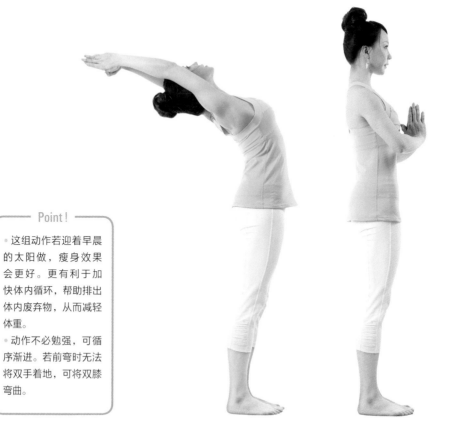

Point！

· 这组动作若迎着早晨的太阳做，瘦身效果会更好。更有利于加快体内循环，帮助排出体内废弃物，从而减轻体重。

· 动作不必勉强，可循序渐进。若前弯时无法将双手着地，可将双膝弯曲。

午间10分钟，加强机体代谢力

经过一上午的紧张忙碌，轻松午休时刻终于到了。除了进餐，这也是人们放松和舒展身体施展瑜伽魔法的好时机。

午间瑜伽小贴士

午间通过短短10分钟的瑜伽练习，不仅可以舒展美化颈部、肩部、背部、手臂、腰腹、腿部等肌肉，有效避免脂肪堆积、预防职业病，还能放松心情，宛如一场高质量的午睡，令人快速恢复神采。

为了更安全高效地进行瑜伽练习，午间瑜伽应注意：

· 善于借助手边道具

专业瑜伽经常需要很多道具，例如瑜伽砖、瑜伽球等。对于职业女性午间10分钟的练习而言，办公室的桌子、椅子就是最好的瑜伽道具。练习者可以充分利用这些道具，完成某些瑜伽体式，同样可达到伸展关节、锻炼肌肉的效果。

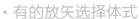

· 有的放矢选择体式

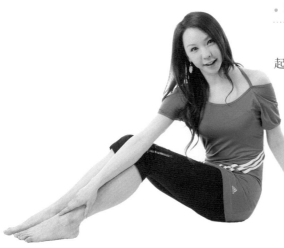

午间瑜伽练习只有短短十分钟，无法起到全方位燃脂瘦身的作用，因此在选择体式时更要有针对性。如希望瘦身的同时还能缓解颈部不适，可单选颈部练习；如果腰背酸痛，可以重复练习猫伸展式。要注意的是，每次练习完后，最好通过自我按摩或瑜伽休息术等让身体全面放松，会更有利于下午的工作或学习。

瑜 伽 体 式

战士一式

· 燃脂功效

减少髋部的脂肪，紧实腿部肌肉，让双腿更有力量。
扩展胸部，加强深呼吸，有清心润肺的功效。

How To

- 站立，两脚分开约两肩宽，双手自然垂落于身体两侧。

- 吸气，两侧手臂向上伸展，至头顶上方双手相握，食指指尖朝上。呼气，将右腿转向外侧。

- 弯曲右膝，使右大腿与地面平行，膝盖不可超越脚尖，左腿尽量向后伸直，膝盖延展，骨盆朝向右侧，左脚跟可以稍微提起。吸气，尽量伸展脊柱，均匀地呼吸。保持姿势20～30秒，回到原位，换另一边继续练习。

重复次数
3次

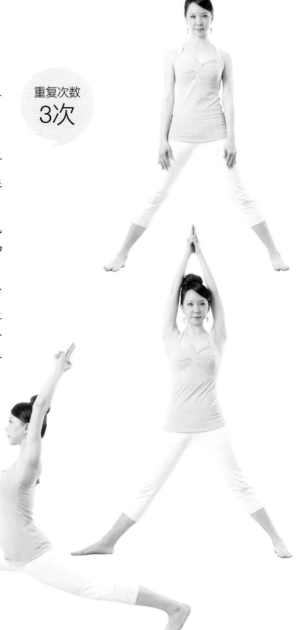

鹰王式

· 燃脂功效

有助于消除手臂的赘肉，同时还可增加肩膀的弹性。
增加平衡感和协调感，让身姿更加挺拔和优美。

How To

- 山式站立，双脚并拢，眼睛平视前方，均匀呼吸。
- 吸气，将右肘放在左肘的关节之上，右手臂从上方与左手臂交叉。
- 双手肘弯曲，指尖朝上，掌心反握相对，双手合十，眼睛平视前方，右脚大脚趾勾住左脚踝的上半部，挺直背部慢慢向下蹲。

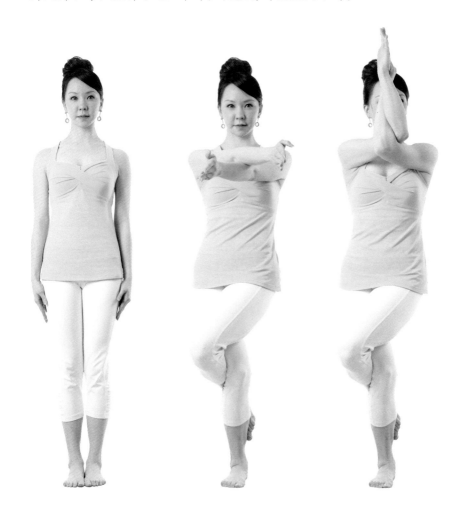

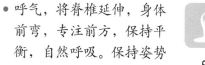
- 呼气，将脊椎延伸，身体前弯，专注前方，保持平衡，自然呼吸。保持姿势20秒。
- 放开两臂和两腿，稍作休息后，再换另一侧继续此练习。

重复次数
3次

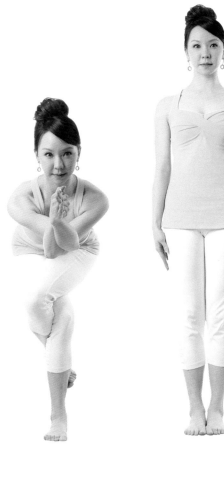

↓降低难度

① 若双手无法交叉相对，可先练习手背相对。

② 若双脚无法交叉平衡站立，可将左小腿跨过右膝，左脚趾抓住地面，寻找两腿之间的重心以保持平衡。

瑜 伽 体 式
舞王式

·燃脂功效
拉伸全身肌肉群，尤其以消除臀部赘肉的效果最佳，有助于塑造优美的身体曲线。
让下半身线条更修长匀称，并提高身体平衡性。

How To

- 双腿并拢自然站立，双臂自然地垂放在身体的两侧。
- 吸气，右手向前伸直，整个身体向上延伸。保持骨盆中正，左膝向后弯曲，左手抓住左脚背。

重复次数
3次

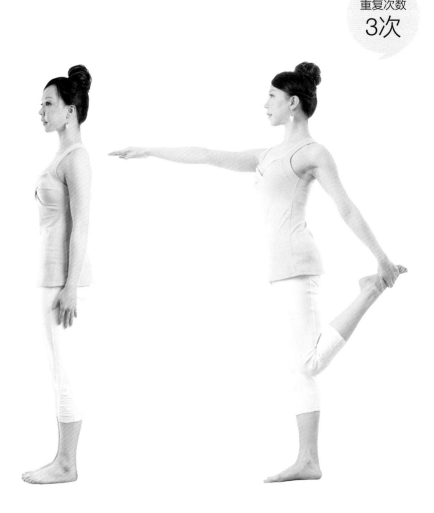

- 呼气，将左腿抬至最高点，身体保持向上，脊椎延伸，右手臂向前伸直，眼睛始终平视前方，有助于更好地集中注意力以达到平衡。
- 保持姿势30秒，放下双手和左脚，稍稍休息后换另一侧继续练习。

增加难度↑↑

∷在到达第3步后，可将右手臂向后弯曲，运用瑜伽绳使双手抓住向后，双手将左腿继续向上拉伸。

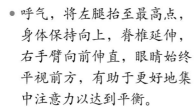

↓降低难度

初学者可将瑜伽球放于身体前方0.5米处，将右手轻轻压住球的顶部，左手抓住左脚背尽量抬高，以此来保持平衡。

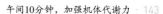

颈部练习

· 燃脂功效

预防颈纹形成，塑造优美纤细天鹅颈。

全面舒展颈部，预防颈椎病，缓解颈椎疼痛。

How To

重复次数
2次

- 取任一坐姿坐于垫子上，也可以坐在办公椅或瑜伽球上，保持脊背挺直，双手自然放于两旁。

- 吸气，感觉脊背在向上拉伸，头部向后仰，下巴向上，拉伸颈部前侧。

- 呼气，头向前方弯曲，使下巴靠近胸部，感觉耳根向上提再向前弯，拉伸颈部后侧。

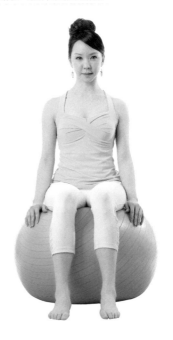

Point！

· 在伸展头部时，要始终保持平稳的呼吸，上半身不要倾斜。

· 动作完成后可用手指轻轻按摩颈部后侧，促进颈部血液循环，充分放松颈部。

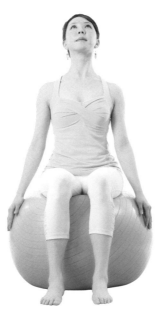

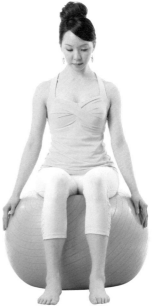

- 吸气，头部回复正中；呼气，头部倒向左侧，使右边颈部有被拉伸的感觉。
- 继续吸气，头部转到正中；呼气，将头倒向右肩膀，拉伸左侧颈部。
- 头部以上下左右和斜角每个角度的运动慢慢地全面拉伸颈部，保持颈部的延伸。

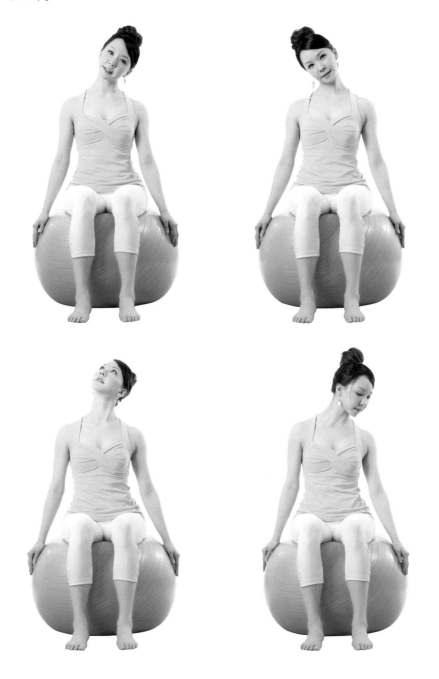

傍晚10分钟，快速排毒清体

忙碌了一天，脑子里还盘踞着紧张的工作内容，但疲倦情绪可不要带回家哦。用10分钟的瑜伽来结束繁忙的一天吧

晚间瑜伽小贴士

晚间10分钟的瑜伽可以帮助你扫除堆积了一天的紧张，赶走因各种原因引起的浮肿，恢复精力，好好度过一个充实、加速瘦身的夜晚。

· 坚持习练在晚饭之前

瑜伽的练习一定要保持空腹才能取得理想的燃脂效果。在回家后可以先休息片刻，等到呼吸平稳后，就可开始练习了。练习瑜伽会为身体补充能量，因此不会产生特别饥饿的感觉，这也在很大程度上减少了热量的摄入，是保持身材苗条的秘诀。

· 适当增加练习体式的难度

傍晚的时候，人在精神上虽然可能有一定的疲劳感，但身体却非常舒展，此时最好练习一些平时较难达到的体位，并尽量保持更长的练习时间，以加快脂肪的燃烧速度。你会发现，自己在这个时段，也能轻而易举成为瑜伽高手!

· 道具助燃脂，瘦身加倍

较难的体式有时需要借助瑜伽道具才能更好地完成，那些不方便带到办公室的瑜伽助手们，如瑜伽球、瑜伽绳等，此时可隆重登场。

瑜 伽 体 式

船式

· 燃脂功效

燃烧腰腹间的脂肪，打造平坦小腹，消除背部赘肉。
增进身体的控制与协调，调节神经系统，缓解压力，消除焦
虑和紧张情绪。

How To

- 坐姿，膝盖弯曲，两腿并拢，双手
  扶住膝盖，眼睛平视前方。

- 吸气，以腰腹部为轴，用腹部的力
  量将两腿抬起，臀部点地。

- 双臂向前伸直，眼睛望向脚尖。保
  持姿势10～15秒，呼气，慢慢放下
  身体，回到初始姿势。

重复次数
3次

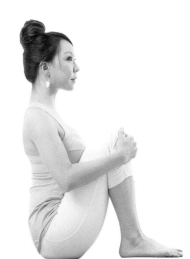

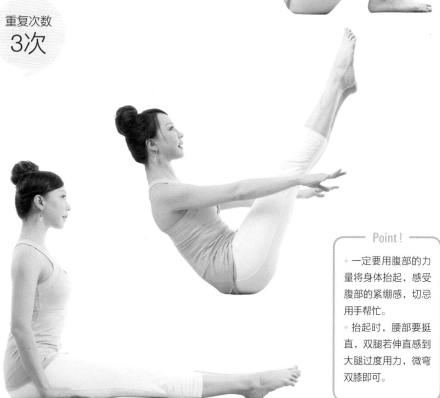

Point！

- 一定要用腹部的力
  量将身体抬起，感受
  腹部的紧绷感，切忌
  用手帮忙。

- 抬起时，腰部要挺
  直，双腿若伸直感到
  大腿过度用力，微弯
  双膝即可。

单腿
背部伸展式

·燃脂功效

拉伸两臂和两腿的肌肉，美化背部肌肉，让脊柱更有弹性，铸就性感美背。

按摩腹腔脏器，改善消化系统功能，调理肠胃。

How To

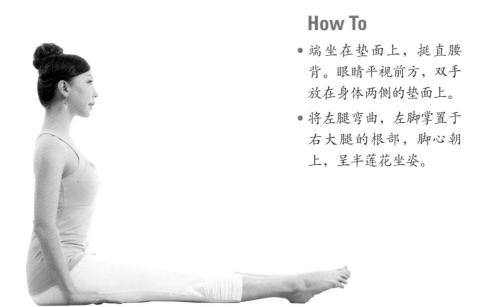

- 端坐在垫面上，挺直腰背。眼睛平视前方，双手放在身体两侧的垫面上。
- 将左腿弯曲，左脚掌置于右大腿的根部，脚心朝上，呈半莲花坐姿。

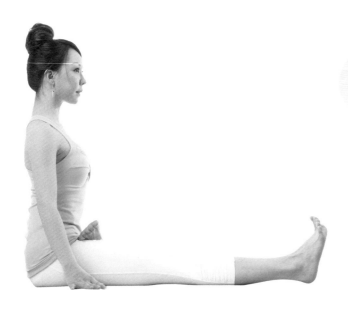

重复次数
3次

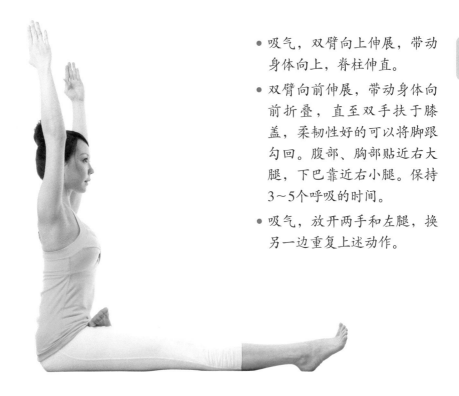

- 吸气，双臂向上伸展，带动身体向上，脊柱伸直。
- 双臂向前伸展，带动身体向前折叠，直至双手扶于膝盖，柔韧性好的可以将脚跟勾回。腹部、胸部贴近右大腿，下巴靠近右小腿。保持3~5个呼吸的时间。
- 吸气，放开两手和左腿，换另一边重复上述动作。

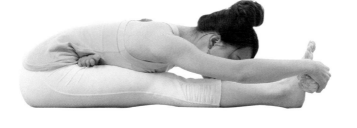

↓ 降低难度

取半莲花坐姿坐定，吸气，双臂带动身体向上伸展，脊柱伸直。吐气，将双手扶于地面，让背部得到支撑，延伸脊柱。保持动作5~10秒，之后换另一侧练习。若无法练习半莲花坐姿，将左脚掌放于右腿根内侧即可。

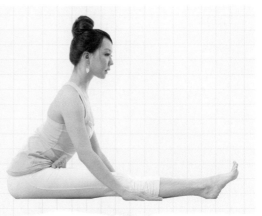

牵引腿肚式

· 燃脂功效

燃烧小腿脂肪，活动小腿肚肌肉，消除萝卜腿。
减轻腿部浮肿，预防小腿静脉栓塞，促进血液循环。

How To

- 仰卧在垫面上，双腿并拢伸直，双手放于身体两侧。
- 吸气，腰腹部用力使双腿抬高，膝盖伸直，与地面呈90度角。

重复次数
50次

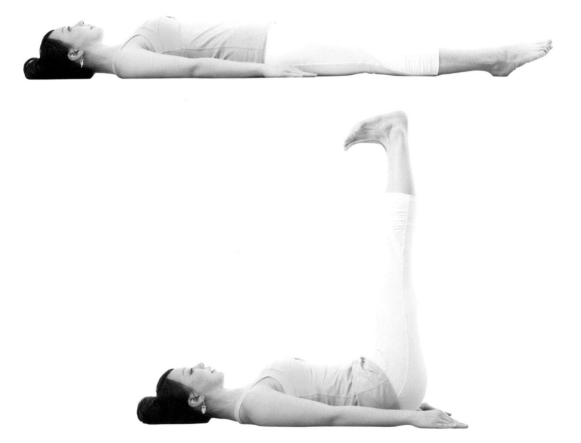

- 呼气，两脚绷直。保持姿势5秒。
- 吸气，两脚脚跟向上，脚尖勾回。保持姿势5秒。

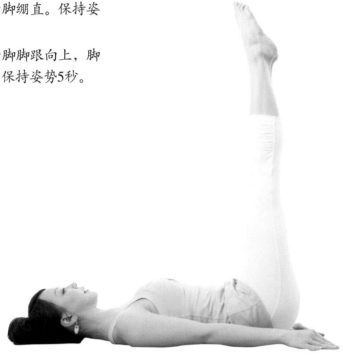

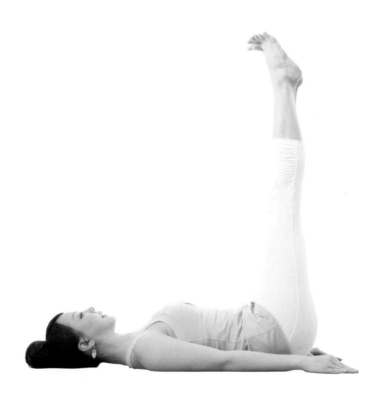

三角
伸展式

·燃脂功效

减少腰部和大腿的赘肉，健壮髋部肌肉，使身体更柔软、更灵活。

血液倒流回脸部，可滋养容颜，增加面部光彩。

How To

- 站立，挺直腰背，双脚分开约两肩宽，脚尖朝前，双臂自然下垂，眼睛平视前方。

- 深呼吸，右脚向左旋转90度角，左脚微微内收，脚掌完全踩满地面。弯曲右膝，两臂分别向两侧平举，与地面平行，腿部稳定，眼睛专注于右方。

重复次数
2次

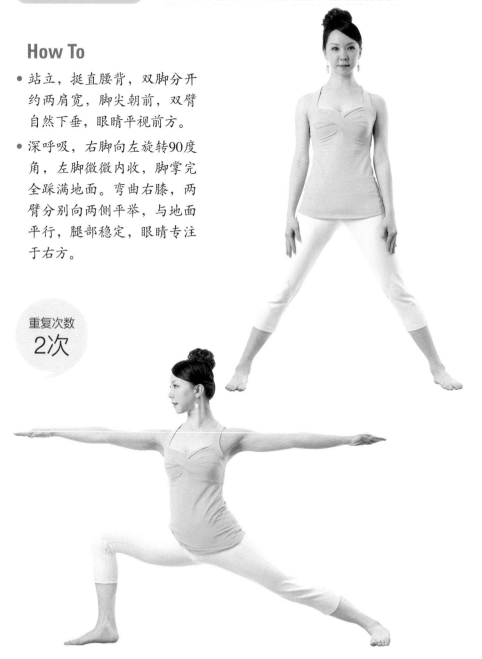

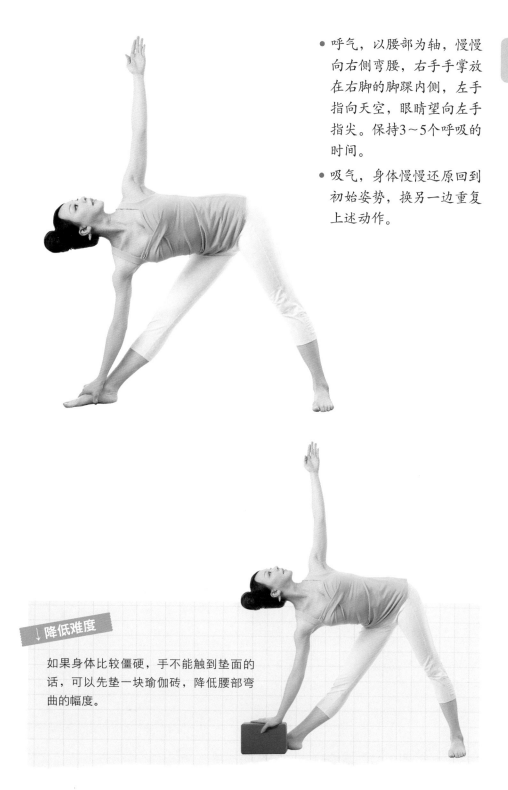

- 呼气，以腰部为轴，慢慢向右侧弯腰，右手手掌放在右脚的脚踝内侧，左手指向天空，眼睛望向左手指尖。保持3~5个呼吸的时间。
- 吸气，身体慢慢还原回到初始姿势，换另一边重复上述动作。

↓ 降低难度

如果身体比较僵硬，手不能触到垫面的话，可以先垫一块瑜伽砖，降低腰部弯曲的幅度。

瑜 伽 体 式

犁锄式

· 燃脂功效

按摩腹部器官，排除身体毒素，有助于燃烧脂肪。

促进血液循环，增加脑部的血流量；安抚神经系统，消除紧张、烦躁等不良情绪。

How To

- 仰卧在垫面上，两腿伸直并拢，双臂平放在身体两侧，掌心向下。

- 吸气，双手轻按地面，使双腿慢慢抬高伸直，并与地面呈90度角,若膝盖无法伸直可微弯膝盖。

重复次数
2次

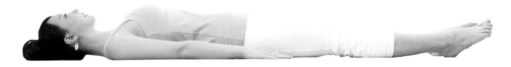

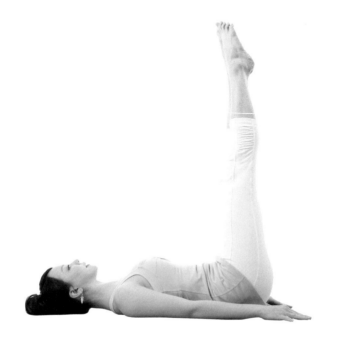

- 呼气，以腹部力量让腰背部和臀部离地，双腿向后伸展。保持腹部上提，不可压迫颈椎。
- 吸气，慢慢抬高臀部，伸直双腿，若身体允许，使双脚着地。均匀呼吸，保持30秒。
- 慢慢弯曲双腿，放下背部、臀部、双腿至地面，放松全身。

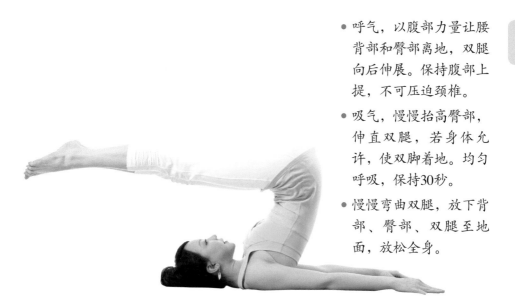

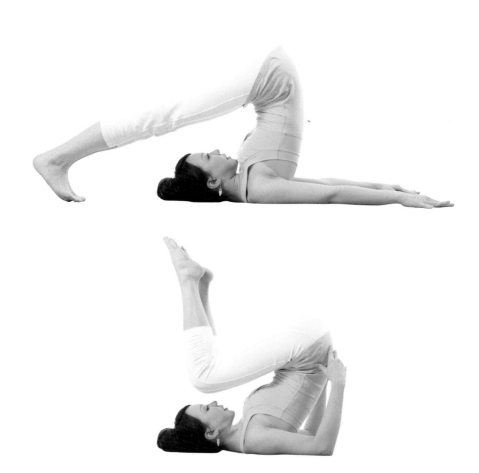

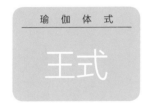

瑜 伽 体 式

王式

· **燃脂功效**

去除身体各个部位松弛的赘肉，特别是拉伸腿部肌肉和韧带，美化腿部线条。

恢复头部的组织和腺体活力，改善肤色。

How To

● 双腿并拢自然站立，双臂自然地垂放在身体的两侧。

● 吸气，右手向前伸直，整个身体向上延伸。保持骨盆中正，左膝向后弯曲，左手抓住左脚背。

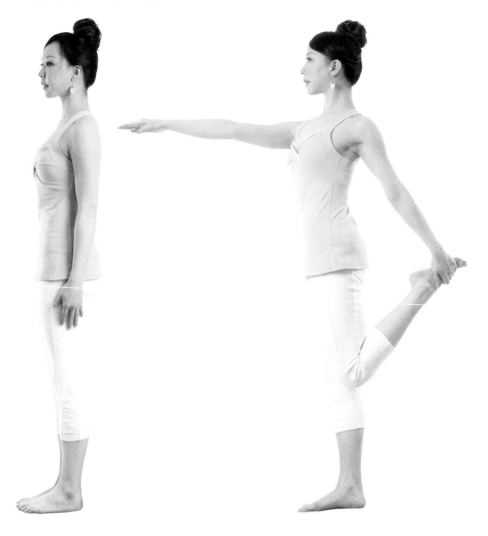

● 呼气，将左腿抬至最高点，身体保持向上，脊椎延伸，右手臂向前伸直，眼睛始终平视前方，有助于更好地集中注意力以达到平衡。保持姿势30秒。

● 将左脚放下，休息片刻，换另一只脚重复上述动作。

重复次数
3次

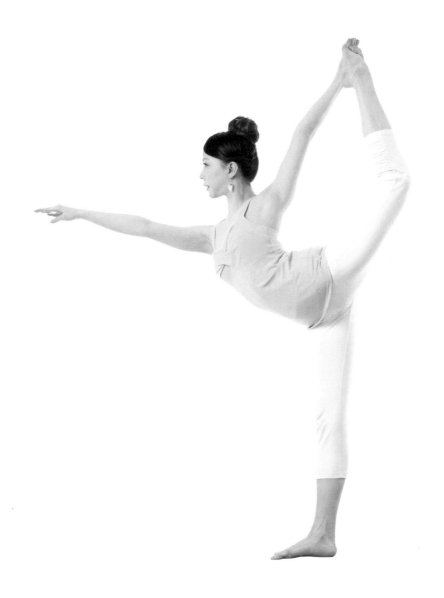

睡前10分钟，甩肉狙击战

睡前进行适当运动可消耗掉体内的"剩余物质"，有效控制体重。轻柔舒缓的瑜伽可以帮忙，让你轻松入眠，静悄悄"享"瘦。

睡前瑜伽小贴士

晚间瑜伽的动作选择有些讲究，不能太过激烈和亢奋，要选舒缓助眠的瑜伽体式。

· 减脂助眠体式有讲究

睡前练习一些前屈的体式，在瘦身美体的同时还可以引导内心宁静，身体从练习中得到睡眠的信号，使脑部充分放松，快速进入睡眠状态。

· 重点在于冥想和呼吸

将注意力集中在体式中被拉伸的部位，感受和想象脂肪正在燃烧，加快身体中热量的消耗，加强瘦身效果。调节呼吸，慢慢体会身体的放松、心神的宁静。然后说："晚安，身体。"

· 勿在过软的床上练习

睡前瑜伽相对来说比较轻松，你可能会选择在床上进行练习。需要提醒的是，瑜伽任何体式都不要在过软过厚的垫被上练习。在过度柔软的床上，不容易保持身体平衡，会影响运动效果。可以在硬板床上铺一层被褥，或在瑜伽垫上练习。贴地能让身体深度放松，让练习效果加倍。

瑜伽体式

束角式

· 燃脂功效

伸展肩背部，减少后背和臀部的赘肉。

放松和锻炼髋部，减轻尾骨的压力；调节生殖系统与肾脏功能，改善经期腹痛等症状。

How To

- 坐姿，双腿向前伸直并拢，双手自然垂放在身体两侧，挺直腰背。

- 两腿在不吃力的情况下，屈膝向两侧分开，脚掌相对，双手食指扣住大脚趾，保持深呼吸。

- 呼气，弯曲双肘，上半身延伸向前弯曲。

- 停留止息，保持姿势10秒，慢慢地抬起上半身，回到初始姿势，双手按摩双腿，放松全身。

重复次数
2次

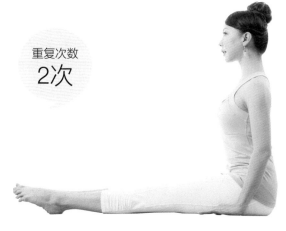

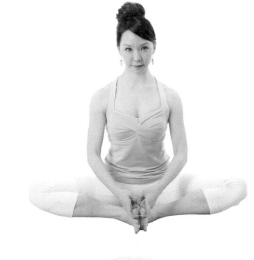

↓降低难度

如果双手无法握住大脚趾，将双肘放在前面的垫子上保持脊椎延伸即可。

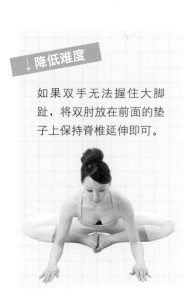

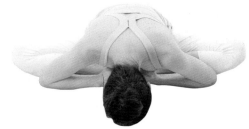

脊柱扭动式

·燃脂功效

对整个背部的肌肉群有很好的紧实效果，并且使其更紧致、更有弹性。

按摩内脏器官，促进肠道蠕动，加强消化功能。

How To

- 坐姿，双腿伸直并拢，挺直腰背，双手置于大腿两边的垫面上。

- 左腿弯曲收于右大腿内侧，弯曲右腿跨过左膝，放在左膝外侧的垫面上。

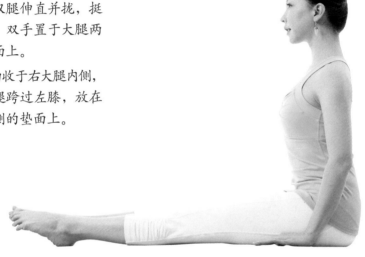

重复次数
2次

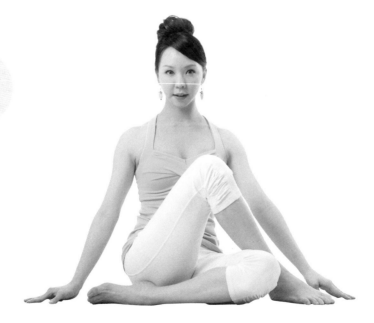

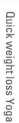

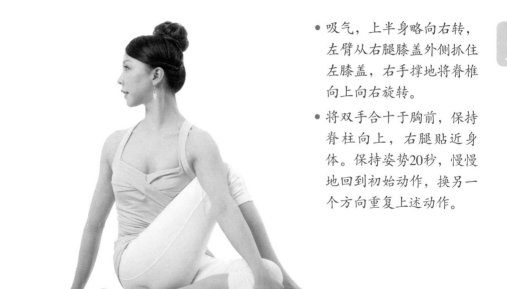

- 吸气，上半身略向右转，左臂从右腿膝盖外侧抓住左膝盖，右手撑地将脊椎向上向右旋转。
- 将双手合十于胸前，保持脊柱向上，右腿贴近身体。保持姿势20秒，慢慢地回到初始动作，换另一个方向重复上述动作。

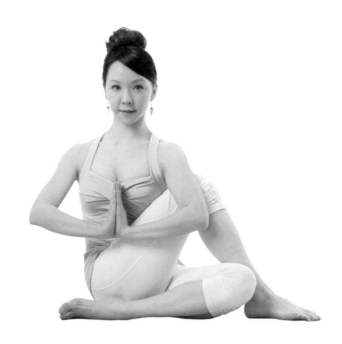

— Point！—

- 如果右腿放到左膝外侧时，身体无法保持平衡，可用双手帮助提起右脚。
- 向右转时，眼睛一直注视指尖的方向，并将头部最后停留在向右看的位置。

瑜 伽 体 式

蜥蜴式

· 燃脂功效

消除背部的多余脂肪，美化背部线条，减轻腰背的僵硬和紧张，使身姿更挺拔。

锻炼和强壮横膈肌，美化胸部曲线。

How To

- 跪坐，臀部坐在脚后跟上。吸气，弯曲手肘，双手交叉互握。

- 上半身向前倾，双手向前移动，双肘贴在地面上。

重复次数
2次

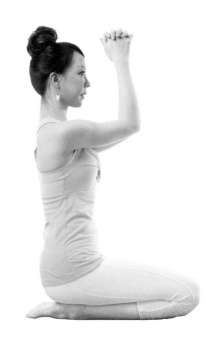

Point !

· 练习此动作时，让大腿和小腿始终处于垂直的状态，肚脐向上向后收，才能体会腰部、肩膀、胸膛全部被打开的感觉，才有助于排出体内浊气。

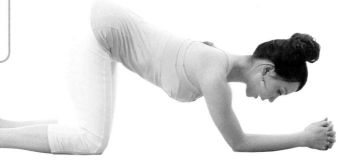

- 呼气，双肘向前滑动，尽量使胸部贴地面。将臀部往上翘，背部下沉，大腿和小腿呈90度角，背部、手臂和头部在一条直线上。保持姿势20秒。

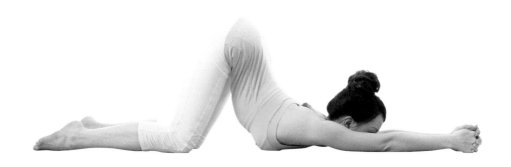

注意 切勿将重心向前，使胸口下压甚至着地，除非柔韧性相当好，否则对胸椎、颈椎和肩关节都会造成伤害。

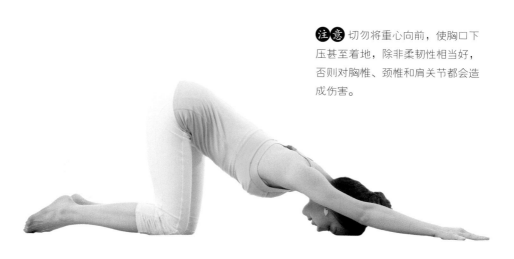

鸽子式

· 燃脂功效

充分伸展腰腹部肌肉，有助于消除腹部及侧腰的赘肉。
促进全身的血液循环和新陈代谢，缓解身体疲劳。

How To

- 坐姿，双腿伸直并拢，双手自然地放于身体两侧，掌心向下。

- 左腿向左侧伸直，与肩部保持平行；弯曲右膝，右脚跟抵住会阴处。

- 吸气，上身微微朝右转，右骨盆朝向地面，双手支撑于身体两旁，脊椎延伸。

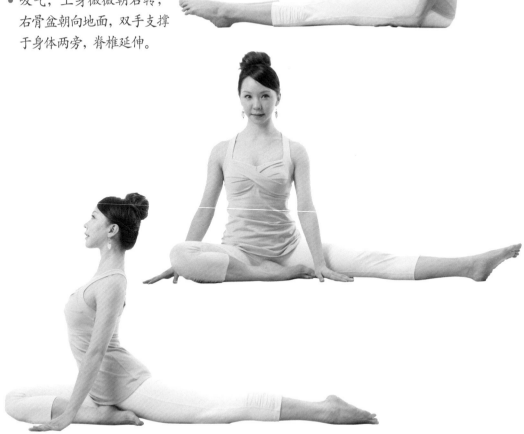

- 左腿弯曲，将左脚背搁在左手肘的内侧关节上，左手与右手在胸前合十。
- 右手绕过头顶与左手相握，抬头使脊柱延伸，让右手在背后打开更完整。
- 脸朝向右上方，视线看远。保持姿势15秒。呼气，慢慢地放下双手和左脚，伸直双腿，放松片刻，换另一条腿重复上述动作。

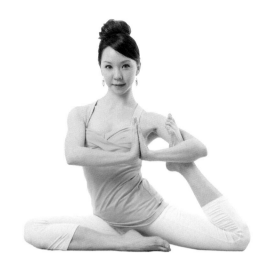

重复次数
5次

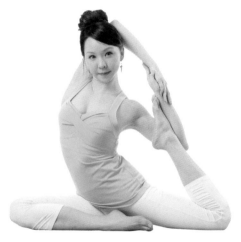

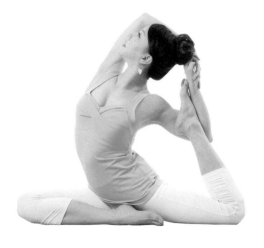

双腿
背部伸展式

·燃脂功效

伸展脊柱，紧实背部、腹部和双腿的肌肉，消除赘肉。
舒缓紧张的情绪，释放压力，安定心神。

How To

- 坐姿，双腿并拢伸直，双手自然地
  放在大腿两侧。
- 吸气，挺直腰背，双臂向上伸展，
  在头顶上方合十。

重复次数
3次

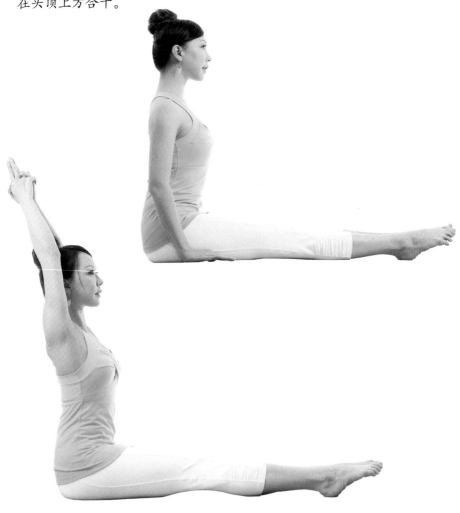

- 呼气，以腰部为中点前弯，双手分别握住两脚，脊柱要保持延伸。
- 吸气，再次将脊椎延伸；呼气，将上身靠近双腿，伸直颈部，使脸部、胸部、腹部尽量贴到腿部，脚尖向下压。自然呼吸，保持此姿势30秒。

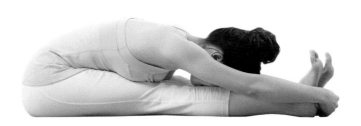

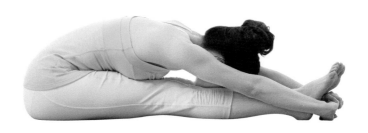

↓降低难度

①将双膝微弯，身体完全贴于腿上，脊椎延伸拉长，深呼吸，感觉背部的外展。

②呼气时再渐渐地将双腿伸长。

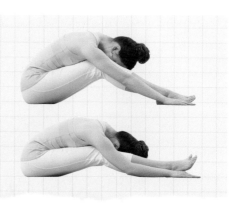

战士二式

· 燃脂功效

增强腿部的柔韧性，拉伸腿部肌肉，消除腿部的浮肿。
对后背、腰腹等部位同样能起到紧实的作用，可塑造优美
身形。

How To

- 站立，双腿分开至两肩宽，双手自然地垂放于身体的两侧，眼睛平视正
  前方。
- 身体面向正前方，双臂向上在头顶合十。

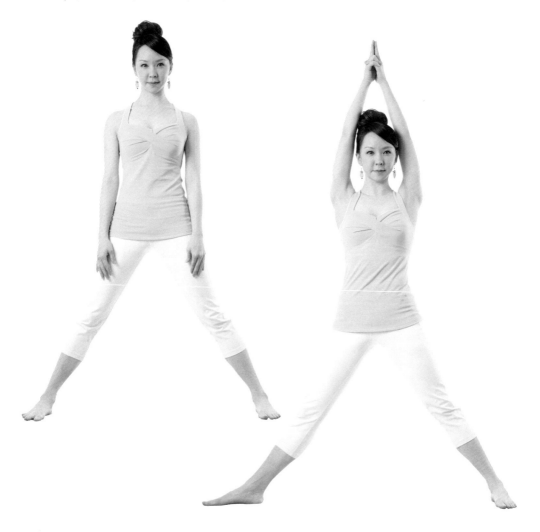

- 右脚向右侧转动90度角，左脚稍微内收。

- 呼气，双手向两侧平伸，弯曲右膝，尽可能使小腿与地面垂直，大腿与地面平行。左腿向左伸展伸直，脚掌外缘完全贴于地面。尾骨朝向地面，肋骨不向外打开，头部向右转，眼睛望向右侧远处。

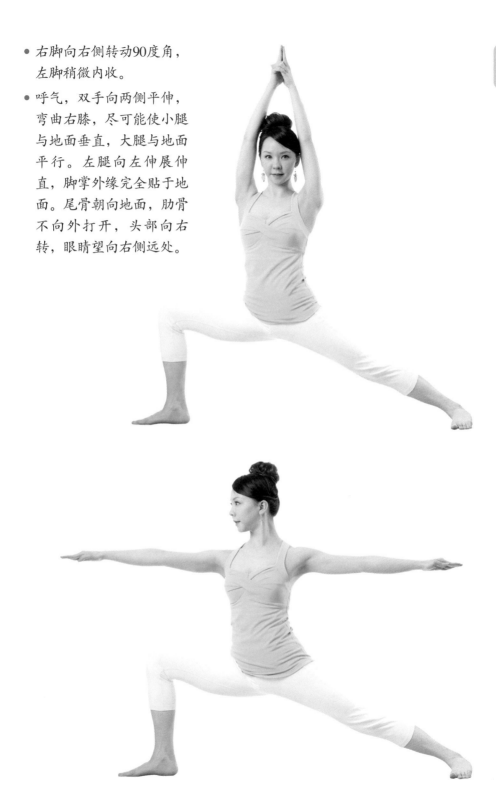

战士三式

·燃脂功效

身体各个部位的肌肉都得到锻炼，变得更紧实和匀称，并增加身体的平衡性，矫正不良体态。

促进身体的血液和淋巴循环，体质得到增强。

How To

- 山式站立，双腿向外打开至两肩宽，双手自然地垂放于身体的两侧，眼睛平视前方。

- 吸气，双臂向上在头顶合十，右脚向右侧转动90度角，左脚稍微内收。

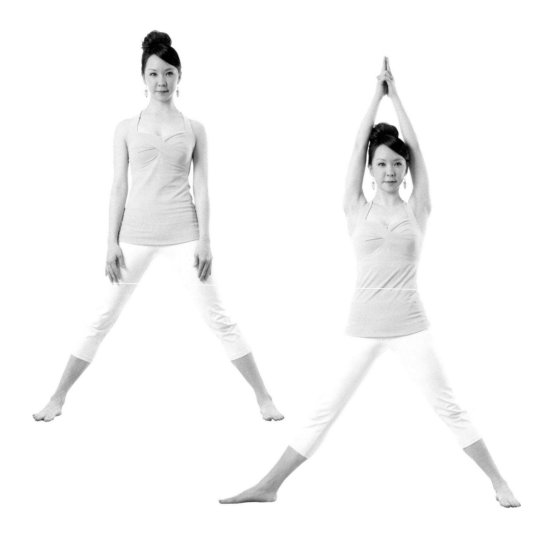

- 弯曲右膝，使右大腿与地面平行，膝盖不可超越脚尖，左腿尽量向后伸直，膝盖延展，骨盆朝向右侧，右脚跟可以稍微提起。吸气，尽量伸展脊柱，均匀地呼吸。保持姿势20～30秒，回到原位，换另一边继续练习。

- 呼气，重心转移至右腿，同时抬高左腿，使上半身和左腿呈一条直线，并与地面平行。头部位于两臂之间，眼睛望向下方，食指指向前方，其余四指交握。保持姿势15秒，回到站立姿势，换另一条腿重复动作。

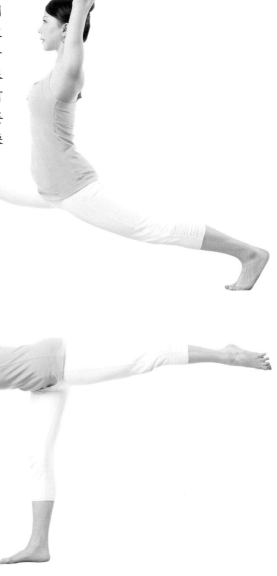

办公室瑜伽7日塑形，
魔鬼身材非你莫属

第1天 *The First day*

01 脊柱伸展

·燃脂功效

1.滋养和拉伸侧腰部，减少侧腰的赘肉，美化腰部线条。

2.平衡背部肌群，改善脊椎侧弯。

3.温和地按摩腹部，紧实腹部肌肉，让腹部更加平坦。

重复次数
2次

How To

● 双脚并拢站立在垫子上，双手在体前合十，举过头顶。

● 吸气，将脊椎向上延伸，呼气，缓缓向左侧弯，双肩尽量向外打开，用心感受右侧腰部的拉伸感。吸气时将头转向右侧，呼气时带回到中央，然后开始另一侧的练习。

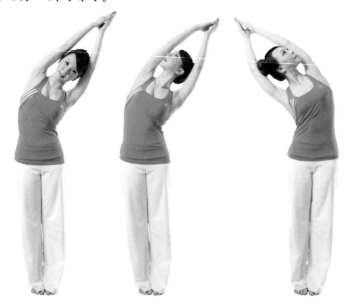

02 球上美人鱼式

· 燃脂功效

1.可有效伸展腰腹部、胸部、颈部和肩膀处肌肉群，提高全身细胞代谢率。

2.按摩腹腔内的脏器，强化肝脏和肾脏的排毒功能，提高身体平衡性。

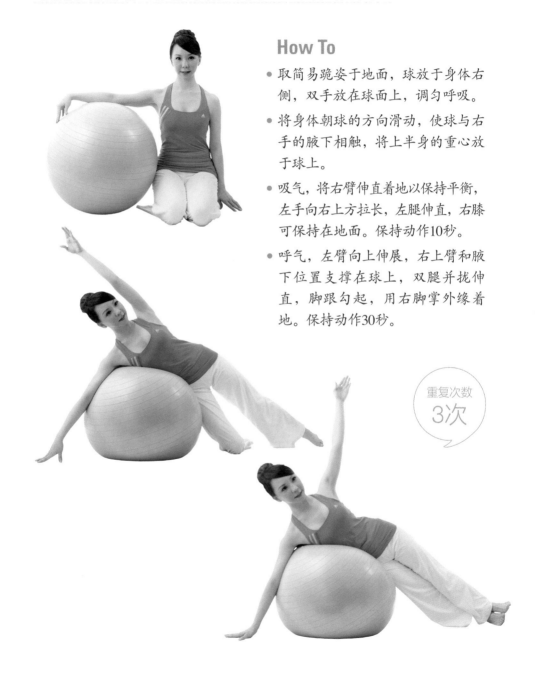

How To

- 取简易跪姿于地面，球放于身体右侧，双手放在球面上，调匀呼吸。

- 将身体朝球的方向滑动，使球与右手的腋下相触，将上半身的重心放于球上。

- 吸气，将右臂伸直着地以保持平衡，左手向右上方拉长，左腿伸直，右膝可保持在地面。保持动作10秒。

- 呼气，左臂向上伸展，右上臂和腋下位置支撑在球上，双腿并拢伸直，脚跟勾起，用右脚掌外缘着地。保持动作30秒。

重复次数
3次

第2天 *The second day*

01 球上前屈式

· **燃脂功效**

1.身体前弯的动作可帮助伸展后背肌肉，有效滋养脊柱，加快体内血液和淋巴系统循环，提高身体排毒速度。

2.坐在球上做这个动作，可挤压腹部，帮助盆骨向前倾斜，纠正不良坐姿引起的盆骨后倾及盆骨狭隘等问题。

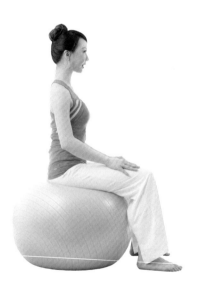

How To

● 坐在球上，双腿伸直，分开与肩同宽，双手平放在双腿上方，眼睛平视前方。

● 双腿向前伸直，以髋部为支点，将上身向前弯曲，让两手掌滑到腿部脚踝处。体会脊柱向上挺直和被牵拉的感觉。保持自然呼吸1分钟，将身体回到初始动作，坐在球上休息。

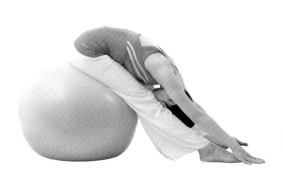

重复次数
5次

—— Point！ ——

· 初学者可以将瑜伽球靠于墙角练习，防止滑滚。

02 清凉呼吸法

· 燃脂功效

净化血液，排出体内的毒素，淡化面部的色斑，消除痘痘。

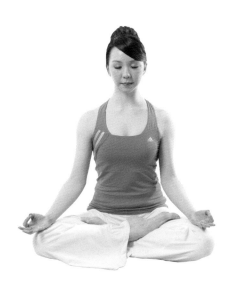

How To

- 取任意坐姿，双手自然地放于膝盖上，挺直腰背，轻轻闭上双眼。

- 将舌头伸出嘴外，卷成管状，用卷起的舌头和嘴进行呼吸。

- 发出"嘶嘶"的声音。尽量长时间地吸气、屏气，通过鼻孔缓慢地将气体呼出。呼吸数次后，将舌头收回。

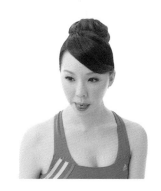

重复次数
2次

Point！

要选择安静、通风条件较好的环境进行练习，这样有助于安心养神。练习时要保持腰背挺直，使气血畅通。

第3天 *The Third day*

01 眼部按摩式

·燃脂功效

1.促进眼部的血液循环，消除眼袋、黑眼圈，缓解眼球的紧张，紧致眼周肌肤。

2.通过点压和按摩刺激眼睛周围的穴位，对于保护视力有一定的效果。

How To

● 取半莲花坐姿，挺直腰背，闭上双眼，均匀地呼吸。将双手的手指搓热，捂住双眼10秒钟。

重复次数
1次

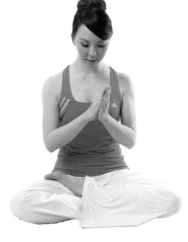

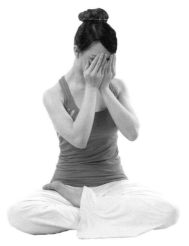

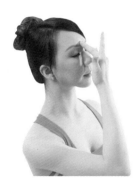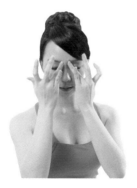

重复次数
3次

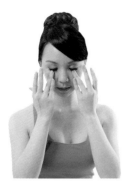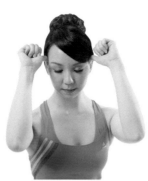

- 用右手的中指和无名指按压印堂穴（两眉头的连线中点）数次，力度由轻到重。

- 双手的无名指分别按压攒竹穴（眉毛内侧的边缘），并进行打圈按摩。

- 双手的无名指分别轻轻按压承泣穴（瞳孔正下方，紧贴眼眶）。

- 双手的拇指按压两侧太阳穴，其余四指微微握拳，轻揉太阳穴20次。

02 眼保健功

·燃脂功效

1.有效地舒缓眼球紧张和视觉疲劳，让双眸明亮有神。

2.消除身体的疲劳感，静心养神，放松身心，使人恢复活力。

How To

- 坐姿，挺直腰背，双手扶在膝盖上，闭上眼睛，缓慢地深呼吸几次。

- 调整呼吸，双眼看向鼻尖，同时眨眼20次左右。

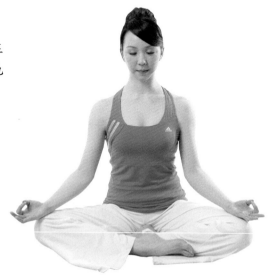

重复次数
1次

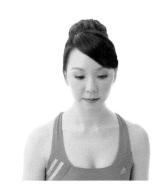

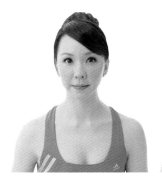
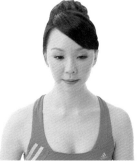
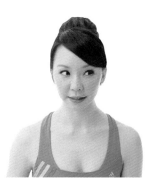
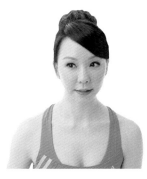
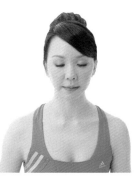

- 转动眼珠，分别看向上方、下方、左侧、右侧，视线在每个方向停留5秒，重复3次，最后眼珠回到正中。

- 保持头部不动，轻轻闭上双眼，让眼睛得到充分的休息，均匀呼吸，放松全身。

注意 整个练习过程中，要保持均匀而平缓的呼吸，不要憋气。可以在上下左右四个方向各确定一个使视线集中的物体，避免目光游离，削弱练习效果。

第4天 *The Fourth day*

01 剪刀式

· 燃脂功效

1.有效锻炼大腿内侧的肌肉，收紧腿部线条，塑造优美纤直的腿形。

2.增强腹部的力量及腹部的弹性，使腰身曲线自然显现。

How To

- 仰卧，双腿并拢伸直，双手放于身体两侧。

- 调整呼吸，慢慢地将双腿抬高，双腿保持伸直，大腿内侧收紧。停留30秒。

- 呼气，双腿慢慢并拢，全身放松，双腿落回地面。

重复次数
4次

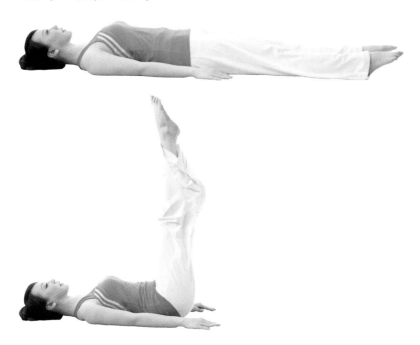

02球上战斗式

·燃脂功效

锻炼腿部肌肉群，激活身体动脉系统，去除体内多余脂肪，雕塑美好身体曲线。

How To

- 山式站立，双腿分开约两肩宽，将瑜伽球放置胯下。
- 右脚向右侧旋转90度角，左脚稍稍内扣，两手臂向两侧抬至与肩齐高，掌心向下。
- 深呼吸，慢慢弯曲右膝盖，左腿伸直，让瑜伽球顶住左大腿内侧，双臂水平伸直，上半身挺直，保持此动作30秒。
- 将右手垂直伸向上方，左手扶住左侧小腿，保持此动作30秒。

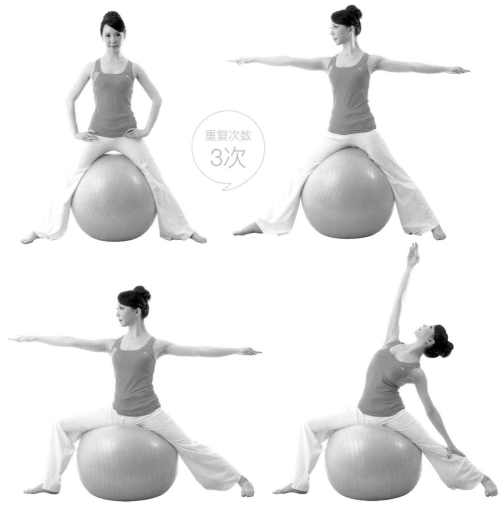

重复次数
3次

第5天 *The Fifth day*

01 颈部旋转式

· **燃脂功效**

1.放松和拉伸颈部，缓解颈部的酸痛感，减少和淡化颈纹，塑造优美的颈部线条。

2.对放松脊柱非常有效，还有助于纠正弯腰驼背的不良习惯。

How To

- 取坐姿坐于地面上，双手自然地搭放在两腿的膝盖上，挺直腰背。

- 吸气，感觉到脊柱被拉伸；呼气，低头，尽量让下巴靠近胸骨，使后颈尽可能伸展。

- 吸气，慢慢抬头，将下巴向上抬起，放松和拉伸前颈。

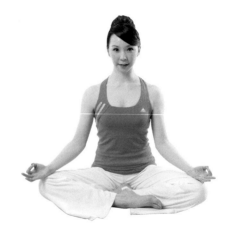

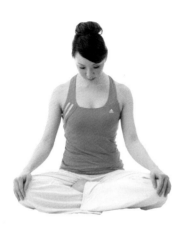
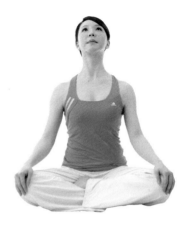

- 吸气，头部回到正中，呼气，头倒向右侧，用右耳去触碰右肩。左侧重复同样的动作。
- 将头部转向右侧，再回到中央。让颈部得到充分放松，再向左重复练习。
- 将脸朝向右上方，感到右前方颈部伸展，相反亦同。
- 将脸朝向右下方，感觉到右后方的颈部伸展，相反亦同。
- 每次停留四个深呼吸。

重复次数
3次

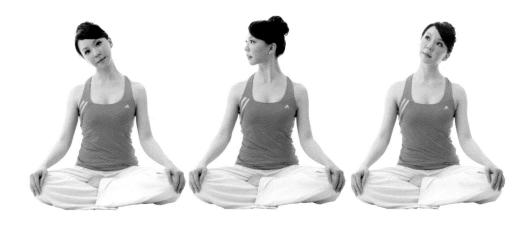

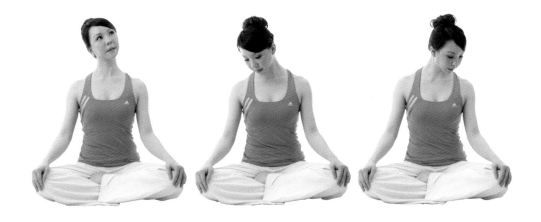

02 蝗虫式

· **燃脂功效**

1.强化下背部和腰部的肌肉，使背部线条更迷人，并有效缓解腰背疼痛。

2.滋养脊柱神经，纠正脊柱弯曲引起的不良体态，使人恢复活力。

How To

- 俯卧，两腿伸直并拢，双手自然放于身体的两侧。
- 双手握拳放在身体下面，下巴贴在地面上，均匀呼吸。

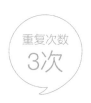

重复次数
3次

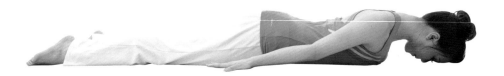

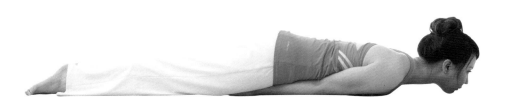

---Point !---

· 初学者可以先将腿部抬高至30度角，再循序渐进地抬高到标准的45度角，保持双腿绷直、肩部尽量伸展的状态。

● 吸气，将双脚绷直，收紧腿部肌肉，双腿慢慢地向后上方抬起，髋部不要离开地面。保持姿势3～5个呼吸的时间，慢慢放下双腿，放松全身。

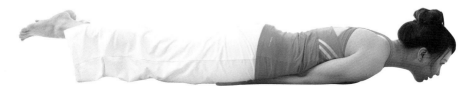

增加难度↑↑

∷若处于高阶程度可练习将单脚轮流向上，把重心放在躯干，需保持高度的稳定与平衡，核心收紧。
∷再将双脚同时向上，此动作需有专业瑜伽教练指导。

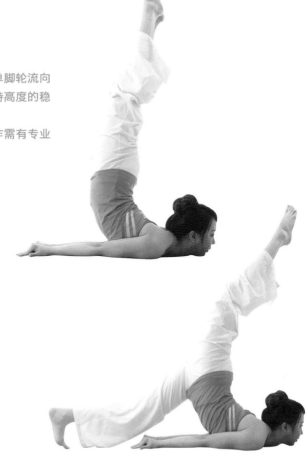

第6天

The Sixth day

01 孔雀式

· 燃脂功效

1.增加身体的平衡性和柔韧性，美化四肢，对胸部、腹部、腿部也有一定的塑形作用。

2.消除侧腰的脂肪，紧实腰部肌肉，对腿部的肌肉亦有拉伸作用。

How To

- 坐姿，双腿屈膝，将膝盖外展，双手勾住脚跟，向上挺直腰背。

- 右腿向右侧伸直，左腿弯曲，将左脚掌贴在右大腿内侧根部，身体面向正前方，右手可扶住右侧膝盖处或勾住右脚趾。吸气，上半身微微向右侧转动，左手向上向右伸展。

- 将头转向上，左手指为大拇指与食指相触的孔雀指形。保持姿势15秒。

- 将双臂收回，轻轻抖动双腿，按摩腰部，休息片刻，换另一条腿重复动作。

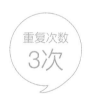

重复次数
3次

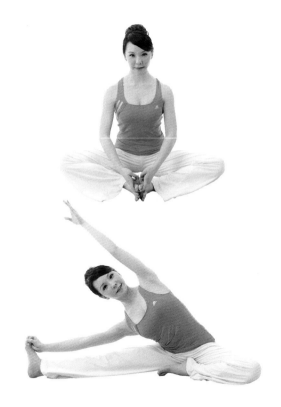

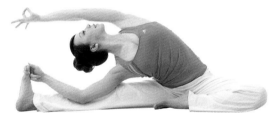

02 斜板式

·燃脂功效

1.全面消除臀部、腰部、腹部、大腿等全身多个部位的多余脂肪，使身体线条更优美、更流畅。

2.缓解精神压力，改善紧张焦虑等不良情绪，强化免疫系统。

How To

- 右侧卧，弯曲右臂，头部枕在右手掌上，保持颈部延伸，左手放在肚脐前方的地面上。双腿伸直，脚尖绷紧，使身体呈一条直线。

- 将右手推地使身体立起，左脚弯曲。

- 吸气，右手、双脚和腰部同时用力，将左手臂伸直，使身体完全离地，仅靠右手掌和双脚支撑，身体呈一条斜线。保持姿势15秒。换另一侧重复动作。

重复次数
2次

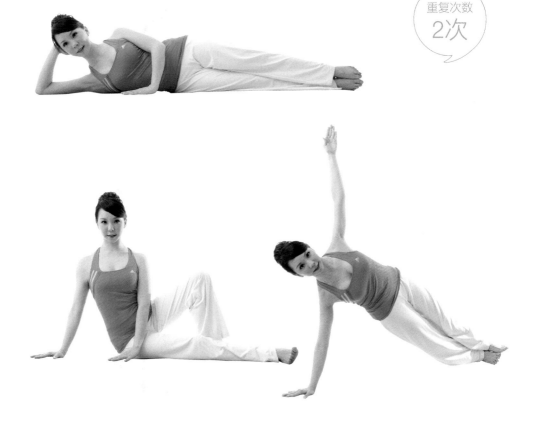

第7天 *The Seventh day*

01 猫伸展式

· 燃脂功效

1.放松背部，缓减因不良坐姿造成的肩背部酸胀疼痛，滋养脊柱的下端部位。

2.挤压腹部，促进腹部的血液循环，增加各个部位的供血量，使皮肤红润，有光泽。

How To

- 跪立，两腿分开与肩同宽，小腿及脚背贴地，双手十指分开，撑于地面，背部与地面平行。

- 深呼吸几次，吸气，腰放松，使背部向下凹，向上抬高头部，胸部和臀部也相应抬高。

- 呼气，向上拱起背部，向下放低头部、胸部和臀部，眼睛望向自己的肚脐。

- 保持姿势30秒。俯卧在地面，放松全身。

重复次数 **3次**

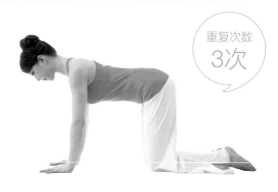

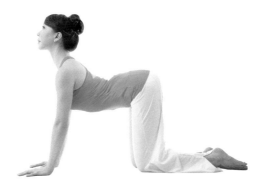

— Point！ —

* 腰部向下，使背部出现明显的凹状，同时尽量翘臀；向上拱起时也要至最大程度，以增加脊柱的灵活性。但切不可压折脊椎，应保持脊椎延伸。

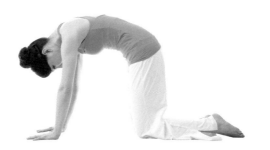

02 球上飞燕式

·燃脂功效

1.通过和瑜伽球的亲密接触，按摩和滋养腹部脏器，强化脏器功能，调养体质。

2.锻炼全身肌肉群，提高身体的平衡性和协调性，塑造优美身姿。

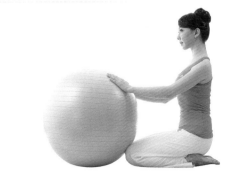

How To

- 跪立在垫子上，将瑜伽球置于身体前方，调整呼吸。双手抱住瑜伽球，上身前倾。

- 双手从球面滑至球前方的垫面上，同时用腹部压住球面，双腿向后伸直。深呼吸，双手扶于球面。

- 吸气，保持上半身不动，头部稍微往上仰，双手向后方伸展，眼睛望向前上方。

重复次数
3次

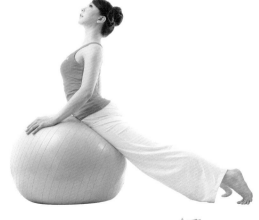

— Point！—

- 在身体与地面成直线前，最好先找准身体落在瑜伽球上的重心，这样可大大提高身体平衡性，让下一步动作顺利进行。为了能更好地平衡身体，抬高双手时，动作要缓慢。

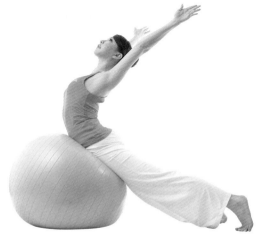

03鹰式

· **燃脂功效**

1.有助于消除手臂的赘肉，让双臂更加修长，同时紧实臀部和双腿的肌肉。

2.有效提高身体的平衡性以及肢体的协调能力，让身姿更加挺拔。

How To

- 站立，双腿并拢、伸直，双臂自然地垂放在身体的两侧，均匀地呼吸。

- 向前举起手臂，与地面平行。

- 弯曲手肘，右手臂从上方压在左手臂上，肘关节重叠，双手掌心相外。

重复次数
3次

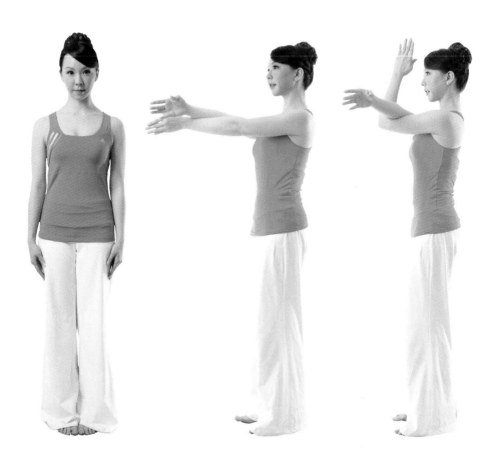

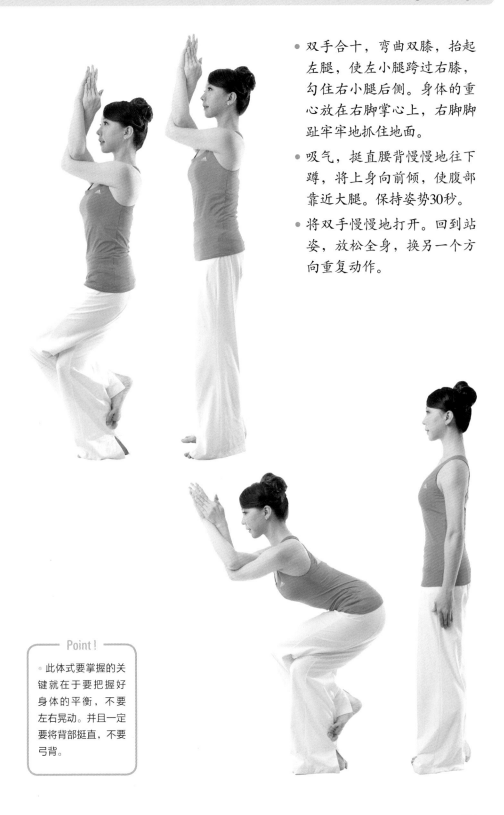

- 双手合十，弯曲双膝，抬起左腿，使左小腿跨过右膝，勾住右小腿后侧。身体的重心放在右脚掌心上，右脚脚趾牢牢地抓住地面。

- 吸气，挺直腰背慢慢地往下蹲，将上身向前倾，使腹部靠近大腿。保持姿势30秒。

- 将双手慢慢地打开。回到站姿，放松全身，换另一个方向重复动作。

--- Point! ---

· 此体式要掌握的关键就在于要把握好身体的平衡，不要左右晃动。并且一定要将背部挺直，不要弓背。

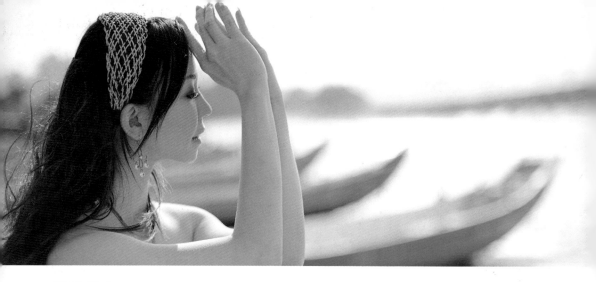

完美瑜伽

唐幼馨
10分钟速效减肥瑜伽

封面设计	韩木华
版式设计	韩少杰
特别鸣谢	北投丽禧温泉酒店

麗禧酒店 北投 BEITOU
GRAND VIEW RESORT

摄 像 师	张洛君
摄 影 师	徐钦敏
图片提供	北京全景视觉网络科技有限公司
	上海富昱特图像技术有限公司